U0214022

【黄氏治伤丛书】

黄氏正骨 手法荟萃

主编 黄崇博 霍力为 副主编 黄崇侠 庾伟中

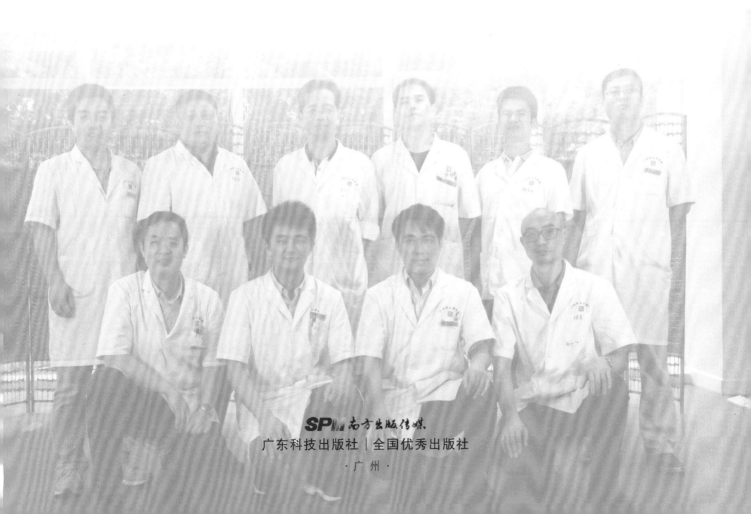

SPM 南方出版传媒

广东科技出版社 | 全国优秀出版社

·广 州·

图书在版编目（CIP）数据

黄氏正骨手法荟萃 ／ 黄崇博，霍力为主编. —广州：广东科技出版社，2017.11
（黄氏治伤丛书）
ISBN 978-7-5359-6807-4

Ⅰ．①黄… Ⅱ．①黄… ②霍… Ⅲ．①正骨手法
Ⅳ．①R274.2

中国版本图书馆CIP数据核字（2017）第236588号

黄氏正骨手法荟萃
Huangshi Zhenggu Shoufa Huicui

责任编辑：邓　彦　马霄行　吕　健　曾永琳
封面设计：林少娟
责任校对：谭　曦　罗美玲
责任印制：彭海波
出版发行：广东科技出版社
　　　　　（广州市环市东路水荫路11号　邮政编码：510075）
http:∥www.gdstp.com.cn
E-mail:gdkjyxb@gdstp.com.cn（营销）
E-mail:gdkjzbb@gdstp.com.cn（编务室）
经　　销：广东新华发行集团股份有限公司
排　　版：广州市友间文化传播有限公司
印　　刷：广州市岭美彩印有限公司
　　　　　（广州市荔湾区花地大道南海南工商贸易区A幢　邮政编码：510385）
规　　格：889mm×1 194mm　1/16　印张15.5　字数400千
版　　次：2017年11月第1版
　　　　　2017年11月第1次印刷
定　　价：168.00元

如发现因印装质量问题影响阅读，请与承印厂联系调换。

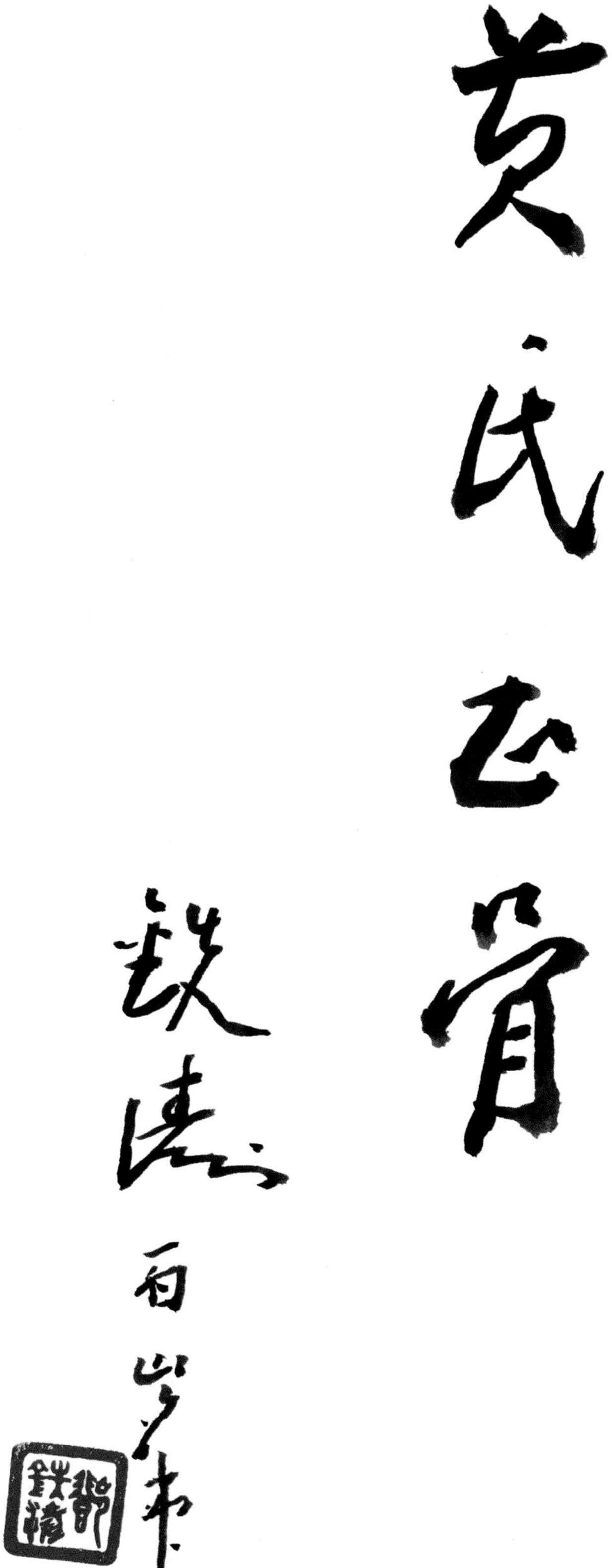

贲氏正骨

铁涛

百岁书

图1 国医大师邓铁涛教授为本书题词（一）

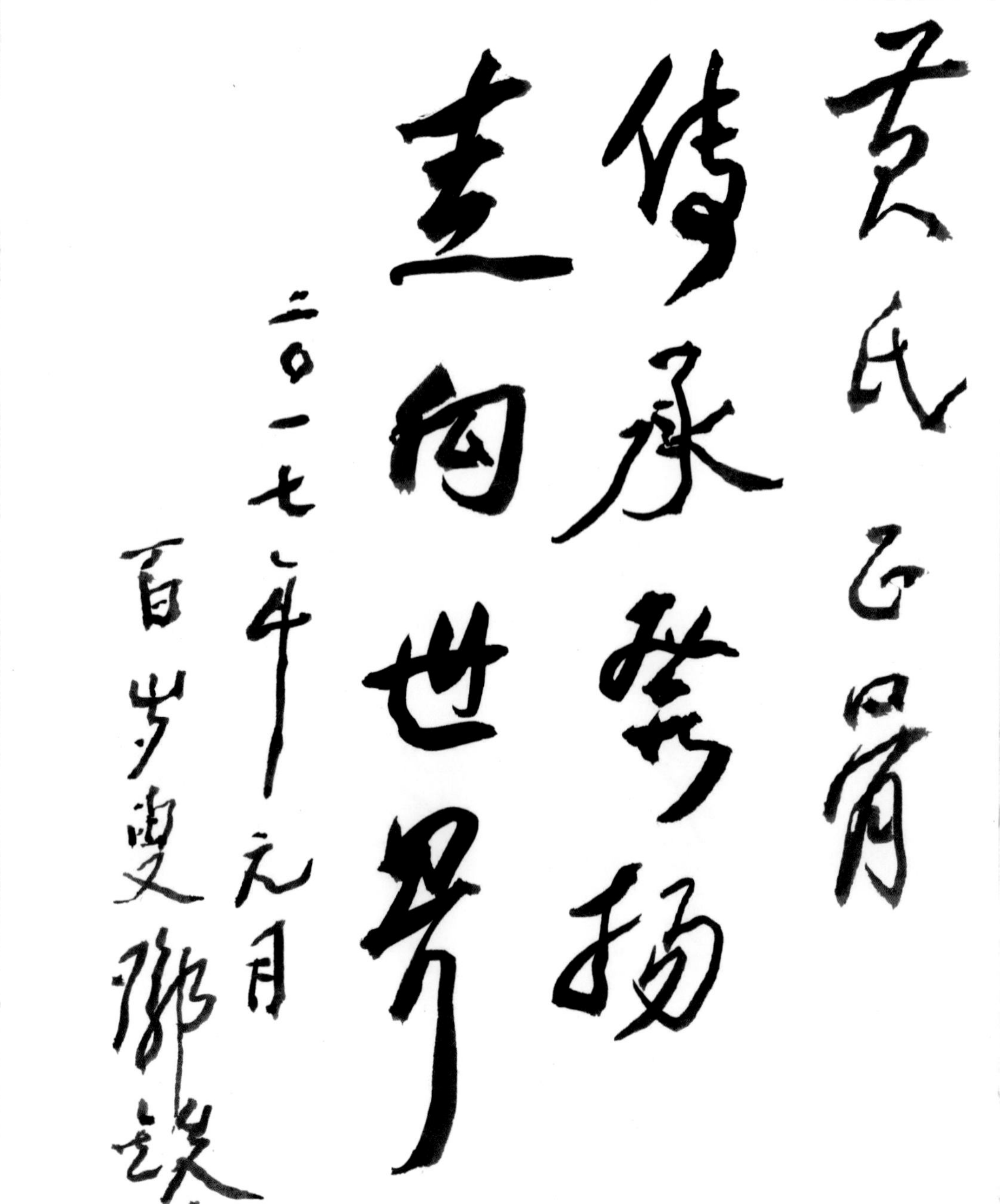

贡氏正骨

传承弘扬

走向世界

二〇一七年元月

百岁叟邓铁涛

图2　国医大师邓铁涛教授为本书题词（二）

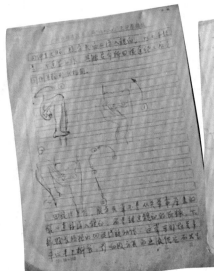

图3 黄敏院长手稿

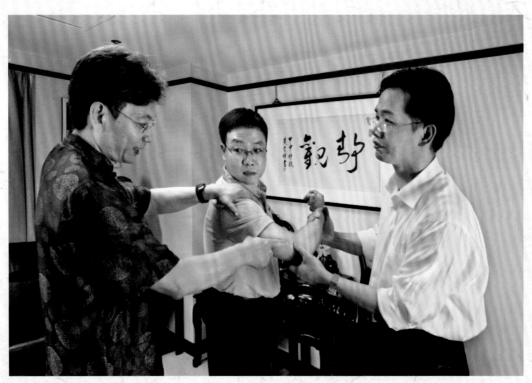

图4　黄崇博院长教学图（左为黄崇博院长，中为庾伟中，右为霍力为）

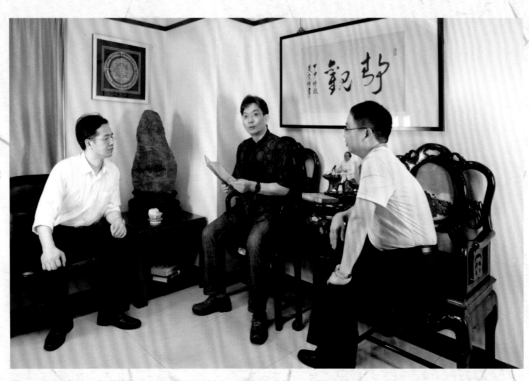

图5　黄崇博院长教学图（中为黄崇博院长，左为霍力为，右为庾伟中）

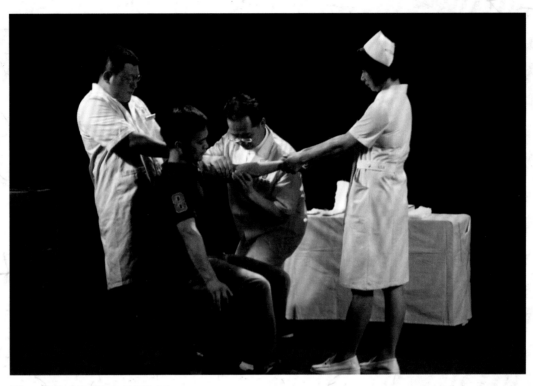

图6　黄氏正骨手法复位操作图

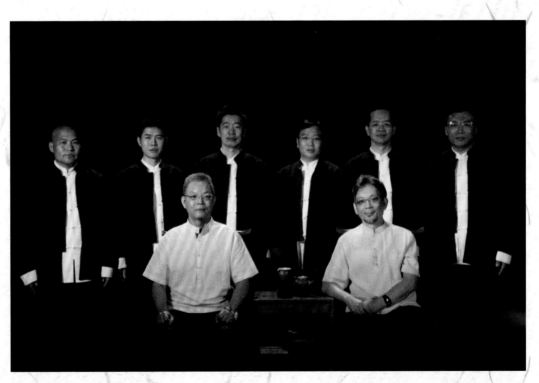

图7　黄氏治伤手法学术传承（一）

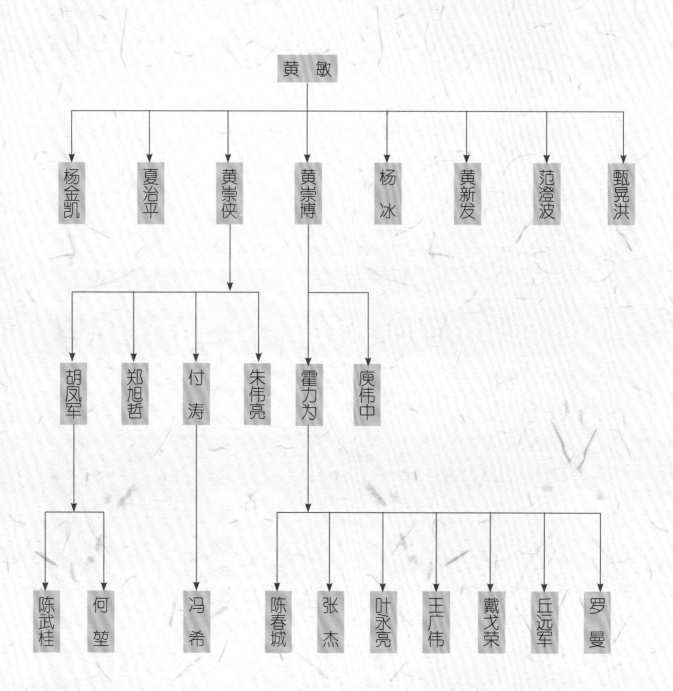

图8　黄氏治伤手法学术传承（二）

编委会名单

主　编　黄崇博　霍力为

副主编　黄崇侠　庾伟中

编　委　（排名不分先后顺序）

黄崇博　黄崇侠　庾伟中　霍力为　王广伟

叶永亮　罗　曼　雷　航　戴戈荣　陈春城

张　杰　丘远军　胡建炜　曾尚广　黄天纵

朱伟亮　付　涛　胡凤军　郑旭哲　冯　希

序

    中医骨伤科学源远流长，为中华民族的繁衍昌盛做出了不可磨灭的贡献。近年来，随着健康理念的提升，人们对骨折治疗要求也越来越高。因此，继承和发扬祖国医学，深入开展中医骨伤学术研究，不断提高其诊疗水平，是时代赋予当代中医骨伤工作者的历史使命和重任。

    广东省名中医、广州市正骨医院前任院长黄敏，纳民间经验，汲众家之长，深入探究岭南独特人文及地理环境，从中发掘出具有岭南特色的手法、方药，融会贯通，并授男崇侠、崇博，自成一派——黄氏正骨。崇侠、崇博秉承家学，韵古求新，汲取现代医学新知识，改良和研发本院制剂，成立正骨研究室并授业带徒，使黄氏正骨手法得以传承与发展。

    本书是广州市正骨医院黄崇博院长及其黄氏正骨团队历时多年所总结出来的正骨流派专著。书中载录了大量临床积累的典型病例，图文并茂，重点论述了正骨手法的具体步骤和骨折夹板的制作，具有很强的实用价值，是一部不可多得的中医正骨专著，可作为中医骨伤科学者和广大从业人员的临床参考书。

    本书的出版，将为中医正骨留下一本宝贵资料，也为后世留下一笔健康财富。希望广大骨伤科学者和临床工作人员共同努力，不断探索，促进中医骨伤科的不断发展，为人类健康事业做出应有的贡献。

陈渭良

2017年3月3日于广东佛山

编者的话

　　《黄氏正骨手法荟萃》是以广东省名中医黄敏老先生的学术思想为立书之本，以广州市正骨医院院长、省名中医黄老先生次子黄崇博先生30余年手法治疗骨折疾病的临床经验为立书基础。中医正骨手法历史源远流长，历久弥新，伴随着人类发展而产生并成长，流传数千年而经久不衰。黄氏正骨与中医传统正骨一脉相承，历代医家在继承传统中医正骨的基础上，深入探究岭南独特人文环境及生理、病理，纳取民间经验及外来医学新知，从中发掘出具有岭南特色的手法、方药、疗法，逐渐形成了颇具岭南区域特色的黄氏正骨流派。临床实践证明，黄氏正骨手法对骨折病特别是上肢骨折有显著的疗效，大大减轻了患者的病痛及经济负担，缩短了患者的康复时间，下肢骨折因固定时间及生长周期较长，在此暂不做论述。

　　本书包括黄氏正骨流派概述及上肢骨折脱位。概述部分包括黄氏正骨手法的历史渊源、手法特点及学术思想；各论部分阐述了上肢各个部分骨折脱位的概念、病因病机、局部解剖、分型、症状体征及治疗方法。

　　黄氏正骨手法的特点是以精巧细腻、柔中带刚、筋骨并重见长，在操作时要手摸心会，以"知其体相，识其部位"，使骨折整复过程中做到心中有数、一气呵成。黄氏正骨手法的学术思想包括：①接骨手法以轻巧细腻见长；②按摩手法主张柔中带刚；③内外并重治疗化脓性骨髓炎；④致力于骨科用药剂型改革；⑤发掘和整理了骨伤科饮食疗法。黄氏正骨手法适合于各个中医院的骨科及社区医院的正骨科推广应用，通过有效的正骨治疗，可以方便有效地解除广大患者的病痛，促进疾病的康复。

目 录

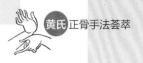

目录

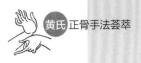
目录

第一编 · 总 论

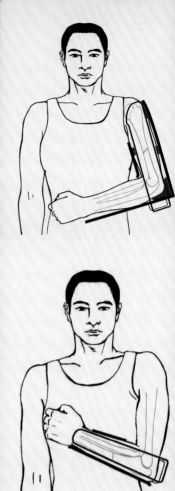
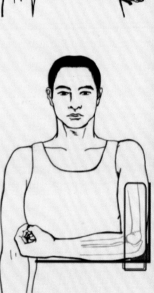
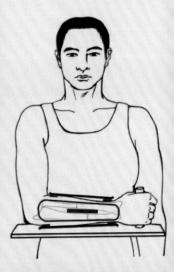

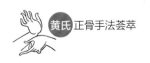

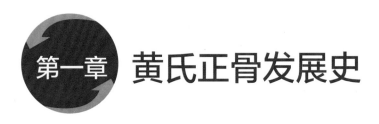

第一章 黄氏正骨发展史

第一节 历 史 渊 源

中医正骨历史源远流长，历久弥新，早在旧石器时代人们已懂得利用自然界的动植物或矿物粉外敷包扎处理伤口，中医骨伤科学的雏形开始出现。先秦时代，随着生产水平提高，中医骨伤科学得以发展，这一时期出现了内服汤液以及砭石骨针等专门的外科工具，骨伤病的命名和治疗方法也逐渐形成。春秋战国时期，中医骨伤科学理论基本形成，在这一时期涌现了如《黄帝内经》《伤寒杂病论》《五十二病方》等一批经典著作，成为后世骨伤科赖以发展的基础。三国两晋南北朝时期，中医骨伤科学诊疗技术不断进步。华佗发明了"五禽戏"用于伤科病人的后期功能康复锻炼；葛洪所著的《肘后备急方》首次介绍了骨折固定的方法和开放性创口的处理办法。隋唐时期，中医骨伤科学疾病诊断及治疗学基本形成，这一时期出现了《诸病源候论》《备急千金要方》《仙授理伤续断秘方》等著作，其中《仙授理伤续断秘方》作为现存最早的骨科专著，其分述了骨折、脱位、内伤等三大证型，是中国骨伤科学的奠基之作，对后世骨伤科学的发展产生了巨大影响。明清时期，骨科从外科中分离独立，改名为"正骨科"，为医学十三科之一，中医骨伤科学开始兴盛。这一时期，伤科名家辈出，学派形成。鸦片战争时期至新中国成立前，由于社会动荡，加之西方文化的涌入，中医备受歧视，中医骨伤科学面临危机，伤科医生被视为行走江湖、卖膏药的下九流，中医骨伤科学也停滞不前。新中国成立后，中国共产党和人民政府采取了一系列继承和发展中医学的方针政策，相继建立了中医院、中医学院、中医科研机构，中医正骨得以发展与延续。

中医正骨顺应了人类生产发展的需要，伴随着人类发展而产生并成长，流传数千年而经久不衰。黄氏正骨与中医传统正骨一脉相承，前辈医家在继承传统中医正骨的基础上，深入探究岭南独特人文环境及生理、病理，纳取民间经验及外来医学新知，从中发掘出具有岭南特色的手法、方药、疗法，逐渐形成了颇具岭南地域特色的黄氏正骨流派。

岭南地处祖国南疆，受海洋环境和五岭隔绝的影响，常年处于湿热的气候环境。湿热之气易伤正气，引人发病，古人又常称之为瘴气，如《后汉书·南蛮传》载："南州水土温暑，加有瘴气，致死者十必四五"。南朝宋鲍照《苦热行》载："瘴气昼熏体，菵露夜沾衣。"为抵抗外邪，岭南人自幼习武强身以御病。然习武之人少不了皮肉之伤甚至骨折，故常自学骨伤，一以习武一以自救。久而久之，逐渐形成了颇具岭南武学特色的正骨手法。岭南武学常以"轻巧柔和"著称，擅发短劲、消身借力、因势利导、不与力争、以巧取胜，这也是黄氏正骨手法所提倡的。再者，岭南地区拥有较长的海岸线和较早开放的港口。明代至清代中期，珠江商贸航运更加繁忙，广州长时间成为唯一的对外贸易港口，也是当时最大的商业城市之一。康熙二十四年，广州建立了粤海关并在十三行建立了洋行制度。从乾隆年间开始，准许外国人在十三行一带开设"夷馆"，方便其经商和生活居住。新中国成立后，特别是改革开放以来以南方多省市作为贸易港口。因此岭南作为最早接触外来文化的中国地域，不断受到外来医学文化的冲击，在这个过程中不断吸收外来医学精髓，兼容并蓄，如黄氏正骨就常提倡改进现代药剂药型以增强疗效。

黄氏正骨与传统中医正骨一脉相承，它源于清代启恩禅师，肇始于廖凌云，形成于黄敏，创新发展于黄崇博，历经数代人的智慧与临床实践经验积累总结而成。

黄氏正骨深受传统中医正骨及岭南地域特色影响，其形成具体可追溯到20世纪初，其时广州华林寺有一著名少林僧人启恩禅师，为远近闻名的跌打医生，其武艺超群，医术精湛，名噪一方。后经结缘，启恩禅师将正骨手法传授于廖垣前辈，廖垣又将正骨手法传授于廖凌云等人。20世纪50年代，广州成立了一个医疗联合机构（广州市正骨医院前身），以廖凌云为首的民间中医骨科医生自愿到该联合机构行医，1959年该医疗联合机构正式改制为广州市越秀区正骨医院（图1-1-1），为当时广州地区最早成立的中医骨伤科专科医院。廖凌云及众民间中医在积极开展临床工作的同时通

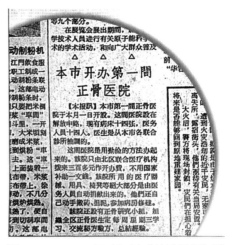

图1-1-1　1959年3月4日《羊城晚报》刊登越秀区正骨医院成立的消息

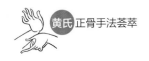

过师带徒的形式将临床经验传授于后人。20世纪60年代以来，作为越秀区正骨医院首批学徒的黄敏医师，在继承廖垣、廖凌云等前辈经验的基础上，善于思考，勤于总结，敢于创新。运用中医正骨理法方药治愈了无数病人，逐渐形成独具特色的黄氏正骨手法，成为正骨医院的招牌并一直沿用至今。黄敏次子黄崇博，自幼就跟随黄敏院长学习中医正骨手法，并将其手法熟练运用于临床工作当中。黄崇博上任院长一职以来，成立了正骨手法研究室，改良和研发医院新型自制剂并授权异姓师带徒，不断弘扬黄氏正骨手法，将黄氏正骨手法代代相传。

黄氏正骨虽萌发于近代，却后起而勃发，经历代名医先贤的发展、充实，已然成为中医正骨体系中独树一帜、地域鲜明的重要学术流派，其独特疗效在岭南地区享负盛誉，是岭南中医骨伤科领域中的一颗璀璨明珠。

第二节 发展现状

中医正骨手法历史悠久，源远流长，从简单到复杂，从单一到多种复合。如同临证处方用药一样，正骨手法亦可分为君臣佐使，即医者根据患者骨折或脱位情况，选择有主次的动作协调配合进行治疗。广州市正骨医院从成立至今一直重视中医正骨手法，前辈们在正骨手法的发展方面付出了无数的心血。黄敏勤奋不懈，潜心钻研中医骨伤疾患，对正骨手法的运用有相当高的造诣，并逐渐形成了具有岭南中医正骨特色的"黄氏正骨手法"。黄崇博自上任院长以来，不但继承"黄氏正骨手法"的精髓，还结合现代科学技术手段，积极开展临床研究，不断创新治疗方法，并将其发扬光大，不断培养新的继承人。

现黄敏院长的部分学生都在广州市正骨医院任科主任及学术带头人，还有部分学徒将黄氏正骨手法带到国外生根、开花结果，成为当地的知名专家、教授，使黄氏正骨手法名传中外。

第二章 黄氏正骨学术特色

一、接骨手法以轻巧细腻见长

《医宗金鉴》在"正骨心法要旨"中有关手法运用记载："机触于内，巧生于外，手随心转，法从手出"，其意义在于告诉我们，手法必须遵从先轻后重、由浅入深、由远及近、自上而下的原则，切忌动作粗暴增加二次伤害，给病人增加痛苦。要做到准确的骨折整复，就要首先充分了解骨折情况，用手触摸骨折部位或通过阅片，首先在自己大脑中形成骨折的三维立体结构，以"知其体相，识其部位"，从而构思相应的整复步骤，使骨折整复过程中做到心中有数、一气呵成。要做到这一点，就必须熟知骨折部的解剖及断端肌肉的牵引方向，充分了解骨折的条件，这样才能从机触至巧生，避免不必要的暴力，减少无谓的损伤如挫伤皮肤、扩大血肿、加重移位以及远期骨化性肌炎等医源性损伤。上述是手法轻巧细腻的前提，中医传统的正骨八法则是轻巧细腻的基础。

要熟练地掌握和运用手法，就要靠在临床中善于总结，并从中找出规律，从而形成一套规范的整复手法。例如对治疗肩关节脱位的整复方法，主张术者利用拇指来使肱骨头复位，术者其他四指按在肩峰上用作对抗点，使肱骨头不脱向别的位置，这是利用短距离杠杆原理达到直接复位，同时第一助手固定患者健侧，既起到固定患者不会因手法整复而身体晃动，又起到对抗牵引的作用，第二助手顺势拔伸，将患肢向外旋转后通过内收内旋手法，使肱骨头逐渐地离开脱出的位置到达关节盂下关节囊破口处。使整个操作手法细腻轻巧而准确。又如对肱骨髁间粉碎性骨折采用中西医结合的治疗方法，收到了满意的疗效。此类骨折由于骨折块呈粉碎状且侵犯到关节面，所以整复后固定不稳，往往使骨折再次移位，严重影响关节功能的恢复。由于它属于关节内骨折，整复时，除要求力线好之外，更重要的是要保证关节面的平整，而且还需要有可靠稳妥的固定和早期的功能锻炼活动。对这类骨折的整复方法提出"找髁"和"抱髁"，其中"找髁"就是术者用一手拇指固定按住患者一侧接近解剖位置的髁，用另一手找到翻转或者严重分开的一侧髁，利用两髁及鹰嘴的特定三角骨标志关系，将移位的一侧髁用拇指和食指捏

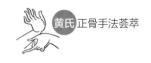

稳，慢慢将其移正并向中心推挤，这样每每可得到满意的复位效果。复位后通过尺骨鹰嘴骨牵引限制骨折远近段的重叠移位，用超关节的夹板加压垫固定，限制了内外侧髁的分离，患肢可以进行适度的早期活动，从而保持了关节的活动功能而收到良好的效果。

二、按摩手法主张柔中带刚

按摩手法具有消除肿胀、祛除瘀血、促进循环、解除粘连的作用。但按摩手法用之不当或过于粗暴，反而会加重患部的重新损伤及骨折的移位程度。柔中带刚是对立统一的辩证关系，它并非单纯力度的表现，而是动作稳、准、透的统一。所谓柔就是在不增加病人痛苦的前提下，手法先轻后重，先远后近（相对痛点而言），顺骨捋筋。所谓刚就是动作要稳，注意力的渗透，手法由浅及深。无论按、摩、点、揉、滚、打等均遵循上述原则，在临床上往往能达到事半功倍的效果。

例如急性关节扭挫伤，特别是踝关节扭伤早期，中西医均不主张实施手法按摩，谓可加重内出血增加血肿。事实上只要手法运用得当，早期按摩反而可加速血肿吸收。方法是先用轻柔的手法推散血肿，顺理经络，然后点按痛点，力量由轻至重，按压数分钟后再沿痛点顺时针揉按，由点及面。手法完毕疼痛肿胀多可减轻。又如肱骨外上髁炎运用按摩手法亦收到满意效果。手法是先沿伸肌腱的方向用拇指指腹由远端缓慢推按至外上髁来回数次，然后沿外上髁揉按，再施以舒筋活络洗剂熏洗患部。按摩手法除运用于急慢性损伤，同时亦可运用于肩关节脱位的患者。肩关节脱位者多因疼痛而至肌肉紧张，给予轻柔的按摩之后，可降低肌肉的拮抗作用而利于复位。对肘关节脱位，采用手托膝顶法，即术者膝关节抵触患肢肩部，患肢手部置于术者肩部，同时术者颈部向患肢手部倾斜，然后术者双手置于患者肘部，顺着前臂方向捋肘关节，从而纠正侧方移位，然后双手再纵向牵引，双手托尺骨鹰嘴部，再屈曲肘关节，即可复位。

三、内外并重治疗化脓性骨髓炎

岭南地区湿热之气极盛，在长期抵御外邪的过程中，人们逐渐发掘出对于化脓性骨髓炎的治疗方法，西医的疗法一般采用病灶清除术、蝶形凿骨以及封闭石膏疗法等。假如严重感染不能控制、破坏广泛、肢体功能丧失，还要采取破坏性手术截肢才能保存生命。近年来广州市正骨医院采用中医传统、内外兼治的方法治疗本病，取得比较好的效果。

本病溃面的表现与整体情况有客观的联系，有些溃面出现的症状，在外治的同时，通过辨证予以合理的内治，能收到意想不到的效果。如本病初期，溃面疼痛浸肿，这是脉络未通、气滞血瘀、腐肉不去致新肉不长，应用解毒方剂中加以理气活血和营通络剂，能达到消肿止痛，腐去新生的效果；如脓肿期，此时毒热壅盛，深窜入里，聚留于筋骨，推之不移，蕴毒为脓，局部皮肤微热暗红、中软。若按之应指，亦脓已成，多体疼痛，低热盗汗，腰腿酸软，苔少，舌红，脉沉而细数等症，临床辨证为肝肾阴虚，肉腐成脓，此时应滋补肝肾，托里排脓；至于本病之破溃期，若溃面颜色清淡、生长缓慢、胃纳欠佳、气血虚弱，则应健脾和胃、补气补血，促进气血生化。此外还要重用黄芪之补气内托、鹿角胶之兴奋和改善机体功能，则可促进伤口愈合。治疗本病始终要以祖国医学的理论体系作指导。治病必须求本是治疗原则，首要是扶正祛邪，即是使药力作用于整体，药力只有通过机体而起作用，促进机体生理机能旺盛，促进正盛邪衰，最后战而胜之。

四、致力于骨科用药剂型改革

早在20世纪70年代初期，广州市正骨医院就将用于临床十多年的处方和临床经验提供给广州市材料厂，研制成功了行销国内外的"701"跌打镇痛膏，将熏洗洗方剂改革为颗粒冲剂，研制成了广州市正骨医院广泛使用的跌打油；1988年又提供处方研制成功创伤活络油气雾剂和理伤按摩膏，对骨科用药剂型改革做出了重要贡献。

五、发掘和整理了骨伤科饮食疗法

跌打伤科饮食疗法是治疗伤科疾病的方法之一，对于骨关节损失和疾患的治疗与康复起了很好的作用，是值得发掘和整理的内容。我们通过搜集散存于古今食疗书籍中有关跌打伤科的食疗方法及散流于民间和广州市正骨医院的一部分食疗验方，并结合自己多年的临床经验，主编了一部《跌打伤科饮食疗法》，此书由广东科技出版社出版发行，共收集食疗方140余首。全书根据中医伤科的治疗特点分为骨折、软组织损伤、内伤、骨与关节痛症、骨与关节痹症等类，在辨证施膳的原则下分别介绍了每方所需材料、制作过程、主治功效及评按等，并从营养学角度结合中医的食疗原则，对跌打伤科疾病的饮食禁忌作了相关阐述。

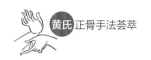

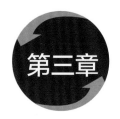第三章 黄氏正骨代表人及继承人简介

　　黄氏正骨流派源自清代，成型于20世纪中期，经过多年发展，历经数代人传承与完善而成，而在这当中涌现出多位杰出代表。

　　黄敏，男（1936—2007），广东省广州市人。20世纪50年代，黄敏在越秀区正骨医院（广州市正骨医院前身）开始从事中医骨伤科临床工作，拜学于多位流派名医，纳百家之所长，加之其勤于归纳，善于总结，苦于专研，结合长期临床实践，逐渐总结出一套行之有效的治疗方法，后人称之为"黄氏正骨手法"。黄敏为"黄氏正骨手法"创始人，被广东省人民政府授予"广东省名中医"称号，历任广州市越秀区正骨医院院长、中国人才研究会骨伤人才分会理事、中医骨伤科学报编委会委员、广东省中医外科学会委员、广州中医学会常务理事、广州市骨伤科学会主任委员、广州市越秀区中医学会理事长、广州中医学院（广州中医药大学前身）大专及中专兼职教师等职务（图3-1）。

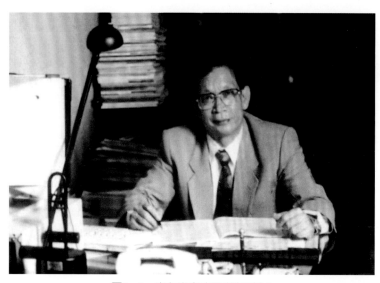

图3-1　广东省名中医黄敏院长

　　黄崇博，男（1961-），广东省广州市人，为黄敏先生次子，"黄氏正骨手法"第二代传承人。黄崇博生于医学之家，在耳濡目染之下，自幼便对中医产生了浓厚兴趣。其父黄敏见其才思敏捷，遂将正骨手法传授予之，立志培养其成为一名中医大师。成年

后，黄崇博不负父望，积极投身于医学事业，1979年开始在广州市正骨医院工作，2004年6月任广州市正骨医院院长职务至今。黄崇博在继承黄敏"黄氏正骨手法"的基础上不断结合现代医学技术并用于临床实践，治愈了无数患者，使"黄氏正骨手法"得以丰富和发展。黄崇博上任院长以来，在正骨医院成立了正骨手法研究室，改良和研发医院新型自制剂并授权异姓师带徒，不断弘扬黄氏正骨手法，将黄氏正骨手法代代相传。黄崇博先后被评为全国基层优秀名中医，广东省名中医，广东省中医药学会脊柱病专业委员会副主委，广东省中西医结合学会骨伤科专业委员会常务委员，广东省康复医学会第二届理事会常务理事，广州市越秀区中医药学会理事长，全国院内制剂名方验方开发应用专家委员会评审专家，中共广州市第九次、第十次代表大会代表（图3-2）。

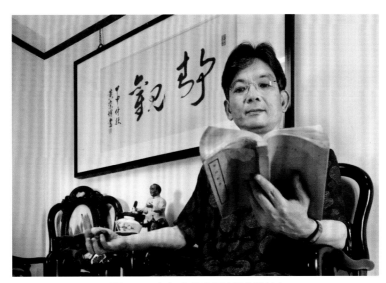

图3-2　广东省名中医黄崇博院长

　　黄崇侠，男（1959-），为黄敏先生之长子，黄氏正骨第二代传人。广州市正骨医院康复科主任。师从家父行医30余年，对骨关节损伤、颈肩痛、腰腿痛、膝关节痛、各部位的劳损及骨科康复等，有丰富的临床经验。先后被评为中国研究型医院学会冲击波医学专业委员会副主委、广东省医院协会康复医学管理专业委员会副主委、广东省中西医结合学会治未病专业委员会副主委、广东省康复医学科质控中心专家组副组长、广东省医学会物理医学与康复分会常委及关节康复学组组长、广州市医学会物理医学与康复分会副主委、广东省康复医学会理事、广东省康复医学会脊椎伤病康复专业委员会常委、广东省康复医学会社区康复专业委员会常委、广东省康复医学会中西医结合学组组长（图3-3）。

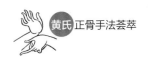
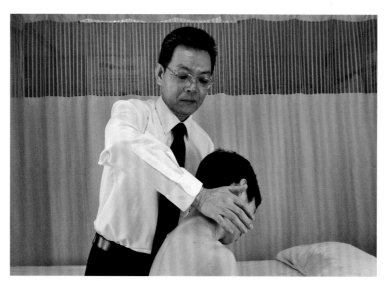

图3-3　广州市正骨医院康复科黄崇侠主任

　　庾伟中，男（1972-），黄氏正骨第三代传人，副主任中医师，医学硕士，毕业于广州中医药大学中医骨伤科，现任广州市正骨医院副院长、广州中医药大学副教授、广东省中医药学会脊柱病专业委员会副主委、广东省中医药学会运动医学专业委员会常委、广东省生物医学工程学会骨伤临床与康复技术分会常委、广东省医师协会理事会理事、广东省医师协会骨科医师分会委员、广州市康复医学会常委。多次参加全国及省级骨科会议，先后在省级以上专业杂志发表学术论文多篇；参与多项省市级科研项目，主持区科技科研项目2项；负责设计、组织实施和收集资料对本院的代表制剂万应理伤膏、双香贴（万应伤痛贴）以及黄氏创伤活络油进行临床观察与总结以证实其疗效确切，值

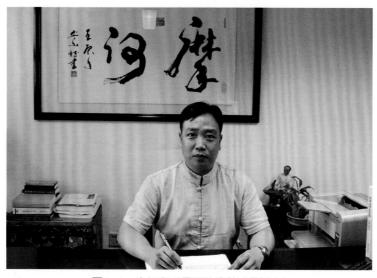

图3-4　广州市正骨医院庾伟中副院长

得推广使用；被评为越秀区卫生系统先进工作者（图3-4）。

　　霍力为，男（1973-），主任中医师，广州中医药大学教授，硕士研究生导师，毕业于广州中医药大学中医骨伤专业，师承广东省名中医黄崇博院长，为黄氏正骨第三代传承人，现任广州市正骨医院急诊科主任，正骨手法研究室主任。擅长运用中医正骨手法治疗各种骨折、脱位、骨关节炎、椎间盘突出等骨科疑难疾病。从事骨伤科临床、科研及相关工作二十年，具有丰富的临床及教学经验。现任中国中西医结合骨伤科分会骨伤科外固定工作委员会委员，广东省中西医结合学会骨科特色疗法专业委员会常务委员，广东省中医药学会中医药标准化专业委员会委员，广东省中西医结合学会关节病专业青年委员，获广州医师奖、广州市优秀中医等称号，发表论文二十余篇，SCI 1篇，主持或参与省市级多个课题研究。中共广州市第十一次代表大会代表（图3-5）。

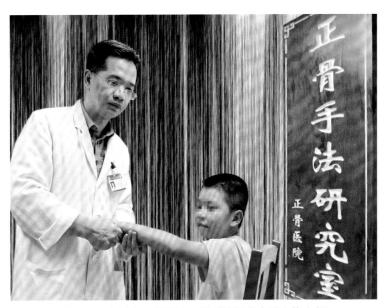

图3-5　广州市正骨医院正骨手法研究室霍力为主任

第二编 • 各 论

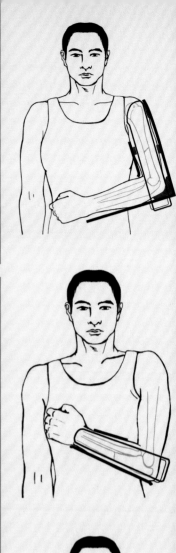
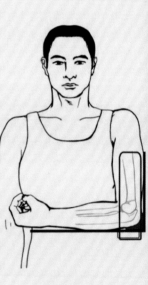
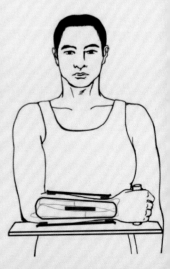

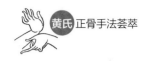

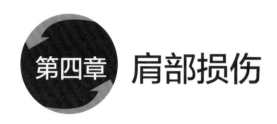

第四章 肩部损伤

第一节 肩部骨折

一、锁骨骨折

【概述】

锁骨骨折是常见创伤骨折之一，其发生率占全身骨折的5%～10%，占上肢骨折的17.02%，多见于青壮年及儿童，不同年龄可发生不同类型锁骨骨折，如新生儿及幼儿以青枝骨折多见，青少年或成年人以横断型多见。

【病因病机】

间接暴力与直接暴力均可引起锁骨骨折，其中以间接暴力多见。如跌倒时，手掌、肘、肩先着地，暴力传导至锁骨引起锁骨骨折，骨折类型多为横行或短斜型。直接暴力通常可从锁骨前方或上方直接作用于锁骨，导致横断型或粉碎型骨折。

【分型】

临床上常根据骨折部位（图4-1-1）分为：

（1）近端骨折，占锁骨骨折的5%～6%，在青少年时期，锁骨内侧常发生骨骺分离，X线片诊断易误诊为胸锁关节脱位。

（2）中段骨折，占75%～80%，骨折后近端因胸锁乳突肌牵拉而向后上方移位，远端因胸大肌、胸小肌，肩胛下肌牵拉而向前下方移位。

（3）远端骨折，占锁骨骨折的12%～15%。

【临床表现与诊断】

有明确外伤史，伤后局部通常可见肿胀、畸形，触之压痛明显，可有骨擦音和骨擦感。患肢不能自主上举和后伸，典型体征是患者头偏向患侧以缓解胸锁乳突肌的牵拉作用，患者健侧手托住患肢前臂及肘部以对抗上肢重力及相关肌群造成骨折移位引起的疼

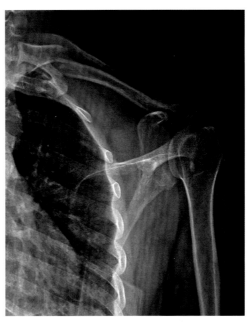

（a）锁骨近端骨折X线片

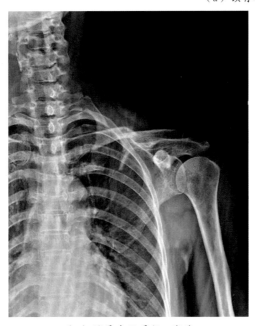

（b）锁骨中段骨折X线片

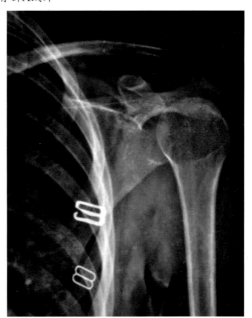

（c）锁骨远端骨折X线片

图4-1-1 锁骨骨折X线片

痛。部分骨折可损伤锁骨下血管及神经或刺破胸膜形成气胸，还可合并胸锁关节脱位、肩锁关节脱位、肩胛骨骨折、第一肋骨骨折等，从而引起相应临床症状。根据患者外伤史、体征及影像学检查，诊断通常不困难，但要注意检查相关并发症，同时要注意与关节脱位、骨骺分离及病理性骨折相鉴别。

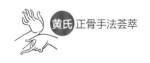

【辨证论治】

　　儿童锁骨骨折即使无法获得良好的复位，骨折也鲜有不愈合，即使是畸形愈合的锁骨也可通过日后塑形获得良好的外形，所以治疗主要应以保守治疗为主（图4-1-2）。成人锁骨骨折常由较大外力引起，骨折常有明显移位且合并较重的软组织损伤，往往难以手法复位，即使手法复位成功，外固定也难以维持，加之骨的愈合能力及塑形能力较儿童弱，因此常建议手术治疗。

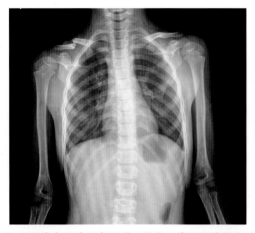
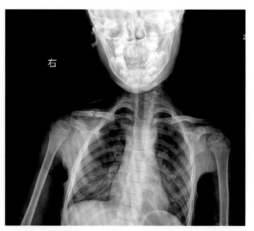

（a）右锁骨中段骨折复位前X线片，骨折重叠成角移位　　　　（b）右锁骨中段骨折复位后X线片，对位对线良好

图4-1-2　锁骨中段骨折复位前后X线片

1. 整复方法

　　伤者坐于凳子上，取两手叉腰挺胸位。一助手立于患者身后，两手握患者两肩两侧同时向外、向上、向后扳提，同时用一膝盖顶于伤者胸椎棘突。使锁骨两骨折端在挺胸时因杠杆作用及助手扳提作用力下趋于同一轴线下，术者立于患肢前方，两手摸清骨折两端，利用逆创伤机制原理，结合骨折端端提挤压手法，将近侧骨折端向前下按压，将远侧骨折端向后上推顶，可使骨折复位。同时助手适当放松牵引，以利于骨折端相互嵌紧，保持相对稳定，以便固定（图4-1-3）。如若通过上述方法，骨折端仍不能有效牵开

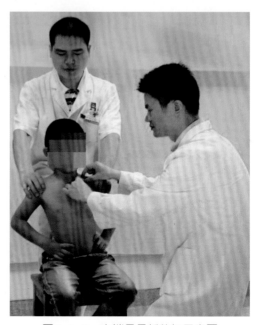

图4-1-3　左锁骨骨折整复示意图

而影响复位，可嘱第二助手向外牵拉患肢上臂，嘱第三助手用一布带绕过患者患侧腋下胸壁，立于健侧做向内向上作用力与第二助手对抗牵引，协助第一助手将远骨折端有效牵开，再行手法复位。

部分远端骨折患者经上述方法仍无法获得良好复位者，可采用腋下整复法，患者挺胸，上臂下垂，屈肘90°位。第一助手用一布带套过患侧腋下经胸前及背后于健侧牵引。第二助手扶患者患肢上臂向外上方牵引。术者一手经患者腋窝推压骨折远端向上，一手按压锁骨近端向下，通常骨折可达到满意复位，稍放松牵引，使骨折端嵌紧，以便进行外固定。

2. 固定方法

新生儿锁骨骨折，骨折愈合快，皮肤细嫩，不需特殊固定，只需避免压迫、活动锁骨即可。儿童及无明显移位的成人骨折可用改良8字绷带或锁骨固定带固定（图4-1-4）。

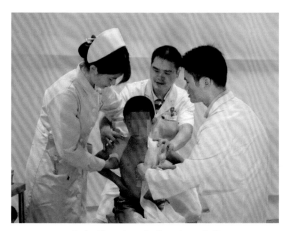
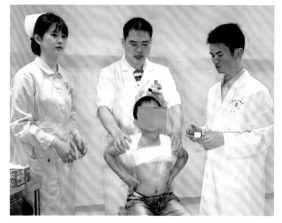

（a）第一步：敷药，加压包扎　　　　　　　（b）第二步：改良8字绷带包扎固定

图4-1-4　左锁骨骨折改良8字绷带包扎固定图

【经验小结】

小儿锁骨骨折后塑型能力强，治疗上主要以保守治疗为主（图4-1-5）。小儿锁骨骨折不用过分追求解剖对位，即使对位不佳骨折也鲜有不愈合或畸形愈合，即使畸形愈合的锁骨也可通过日后塑形获得良好的外形。

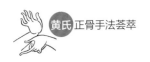

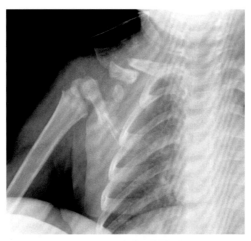

（a）右锁骨骨折X线片

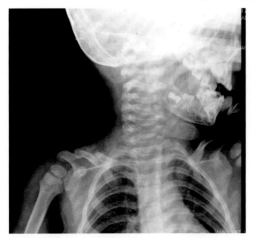

（b）右锁骨骨折一个月后X线片

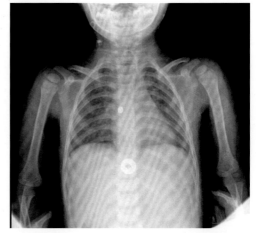

（c）右锁骨骨折半年后X线片，骨折端已塑形

图4-1-5　锁骨骨折保守治疗X线片

二、肩胛骨骨折

肩胛骨骨折是指肩胛盂、颈部、体部、肩胛冈、肩峰、喙突的骨折，较为少见，约占肩部骨折发生率的3%～5%，占全身骨折发生率的0.4%～1.0%。骨折常由高能量直接暴力所致，通常为多发伤的一部分，常合并其他部位损伤，且合并伤通常较严重。

（一）肩胛骨体部骨折

【概述】

为最常见的肩胛骨骨折之一，约占肩胛骨骨折的50%。

【病因病机】

肩胛骨体部骨折主要由直接暴力引起，如重物或火器伤直接损伤肩胛骨体部，多为粉碎性骨折，亦有横形或斜形骨折，因肩胛骨前后均有肌肉保护，故骨折多无明显移位。

【临床表现与诊断】

多有直接暴力外伤史，致伤局部常有明显肿胀瘀斑及皮肤的擦伤或挫伤，以及明显压痛。患臂的上举、外展均受限。常可合并肋骨骨折或胸腔脏器伤出现相应症状及体征。X线常规肩关节前后位检查比较难辨明骨折线，导致漏诊，需加摄肩胛骨前后位、侧位切线位及腋窝位X线检查。CT扫描和三维重建可清晰显示肩胛骨骨折，并可对骨折块移位情况进行量化，对骨折治疗具有指导意义。根据外伤史，体征及X线、CT照片检查，诊断一般并不困难（图4-1-6）。

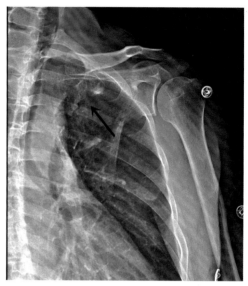

图4-1-6　左肩胛骨体部骨折X线片

【辨证论治】

肩胛骨体部骨折极少需要切开复位和内固定。若骨折移位不大，因有肌肉保护，骨折多可自愈，不需特殊处理，一般用三角巾悬吊患肢，早日进行患肢功能锻炼。手术治疗适用于骨折移位明显，骨折端有神经肌肉卡压者。

【康复治疗】

术后或非手术治疗1周后即可开始物理治疗。在2～3周开始进行肩的功能训练，包括外展、内收、上举及后伸。初始以被动运动为主，2周后做主动运动。

【药物治疗】

按骨折三期辨证施治（见附录）。

（二）肩胛颈及肩胛盂骨折

【概述】

肩胛颈及肩胛盂骨折占全身各部位骨折发生率的0.4%～1%，占肩胛骨骨折发生率的10%，仅有10%～15%的肩胛盂骨折有明显移位。

【病因病机】

该处骨折主要由间接暴力引起，如跌倒时肩部外侧着地，或手掌撑地，暴力经肱骨传导冲撞肩胛盂及颈部，导致肩胛盂的压缩骨折或粉碎性骨折及肩胛颈斜形骨折，又可因肱三头肌强烈收缩造成肩盂下缘或后下缘的撕脱骨折。

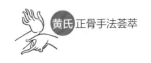

【临床分型】

依据ideberg（1984）的分类法，肩盂骨折可分成6型（图4-1-7）。

Ⅰ型肩盂前缘或前下缘骨折，占肩盂骨折的83%。

Ⅱ型肩盂下缘包括部分肩盂颈嵴部的骨折，占2%～3%。

Ⅲ型肩盂上部骨折，骨折线斜向内上，累及喙突的基底部，占2%～3%。

Ⅳ型肩盂上部的水平方向骨折，自肩盂经肩盂颈水平延伸至肩胛骨内缘，约占5%。

Ⅴ型在Ⅳ型骨折基础上合并肩盂下部及肩盂颈骨折，约占4%。

Ⅵ型肩盂后缘骨折，通常是盂肱关节后方脱位的合并骨折。

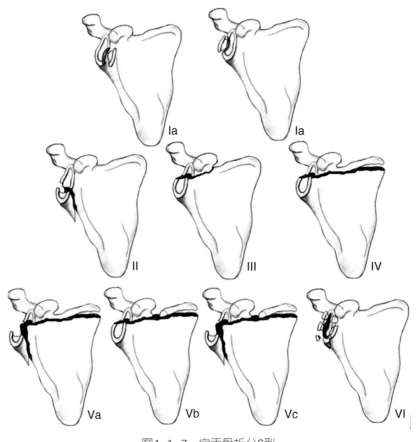

图4-1-7　肩盂骨折分6型

【临床表现与诊断】

有明显外伤史，肩胛盂外观多无明显畸形，检查肩部及腋窝部肿胀、压痛、活动肩关节时疼痛加重。X线片可排除肩关节脱位而确诊（图4-1-8），但对无明显移位的骨折有一定漏诊概率，可做CT扫描和三维重建以明确诊断。根据外伤史，体征及X线、CT照片检查即可明确诊断。

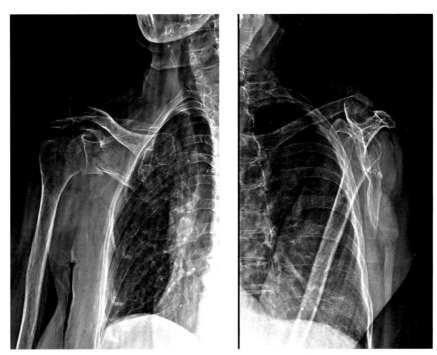

图4-1-8　右肩胛颈及肩胛盂骨折X线片

【辨证治疗】

一般无明显移位或移位不大的肩胛颈骨折，不需手法整复，可用三角巾悬吊患肢，尽早做患肢功能锻炼。严重移位的肩胛颈骨折，可行手法复位，再用外展架固定4周，或采用患肢外展外旋位置持续皮肤或骨牵引3～4周。手法整复或牵引无效时，可行手术治疗。盂缘骨折达到关节面1/4时应切开复位内固定，以防止肩关节脱位或半脱位。小的关节盂缘骨折伴有脱位者，也可按脱位方法采用非手术治疗，用三角巾悬吊患肢，尽早做患肢功能锻炼。

（三）肩峰骨折

【概述】

肩峰骨折占肩胛骨骨折发生率的9%，多见于青壮年。严重的肩峰骨折常可合并肩锁关节脱位、冈上肌肌腱损伤，晚期形成冻结肩及肩部撞击征。

【病因病机】

多为自上而下的直接暴力打击，或由肱骨突然强烈的杠杆作用引起肩峰骨折，常为横断面或短斜面骨折。肩峰远端骨折，骨折块小，移位不大；而肩峰基底部骨折，远侧骨折端受上肢重量作用及三角肌的牵拉向前下移位，将影响肩关节外展活动。

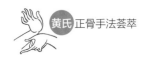
【临床分型】

根据肱骨头上端与肩峰骨折块下端的最窄距离分为轻、中、重三型。

轻度移位：骨折距离大于7mm。

中度移位：骨折距离在5~7mm。

重度移位：骨折距离小于5mm。

【临床表现与诊断】

患肩肿胀、疼痛，肩峰处压痛明显，肩关节不同程度功能障碍,以外展功能受限尤为明显。根据外伤史、X线照片检查（图4-1-9）及临床表现，诊断通常不困难。

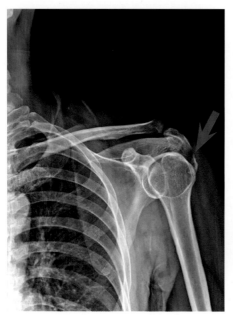
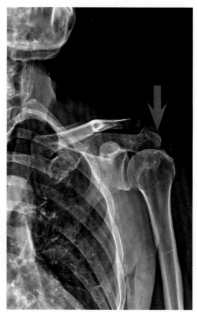

图4-1-9　右肩峰骨折X线片

【治疗】

无移位或移位不明显的骨折可保守治疗，固定方法同锁骨外端骨折固定，"8"字绷带配合三角巾悬吊患肢4~6周。中、重度骨折移位明显，常伴有骨折块回缩并进入肩峰下间隙，肩峰下间隙受到明显影响或三角肌功能受到损害，造成肩关节外展肱骨大结节碰撞，需切开复位内固定。

（四）肩胛骨喙突骨折

【概述】

肩胛骨喙突在肩部的位置较深，周围有肌肉和胸壁的保护，故骨折发生率低，仅占整个肩胛骨骨折发生率的5%，常为高能量损伤。

【病因病机】

单纯喙突骨折极其罕见，通常与直接挤压暴力有关。间接暴力多为撕脱性骨折，并发于肩锁关节脱位或肩关节脱位，前者受肱二头短肌和喙肱肌牵拉，骨折块向下移位，后者骨折块受喙锁韧带牵拉向上移位。

【临床表现与诊断】

喙突解剖部位局部疼痛和压痛，有时可触及活动的骨块。肩关节外展、抗阻力内收肩或屈肘、深呼吸时引起疼痛加重是喙突骨折最主要的临床表现。根据外伤史、X线照片检查（图4-1-10）及临床表现即可诊断。

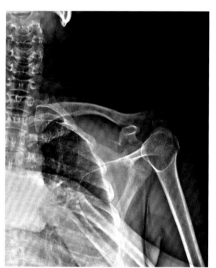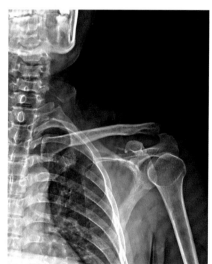

图4-1-10 左肩胛骨喙突骨折X线片

【治疗】

对无移位的喙突骨折，可用三角巾保护患肢 3～4 周。由肩关节脱位及肩锁关节脱位引起的撕脱性骨折，属于上肩胛悬吊带复合体多重损伤，严重影响肩关节的稳定性时，应予以手术治疗。喙突骨折压迫神经血管，也应手术治疗。

三、肱骨近端骨折

肱骨近端骨折是指大结节基底部以上部位的骨折，包括肱骨大结节、肱骨解剖颈骨折或骨骺分离、肱骨外科颈骨折等，以肱骨外科颈骨折多见。该部位骨折约占全身骨折发生率的4%～5%，占肩部骨折的26%，是老年人群中发病率较高的骨折，约占老年人全

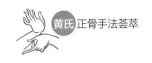

身骨折发生率的1/3，女性骨折发生率是男性的2倍。

影响肱骨近端骨折疗效的主要原因是由于骨折后的疼痛使肩关节长期固定而未进行有效的功能锻炼，以及关节脱位及严重骨折的出血和软组织损伤造成肩周粘连。绝大部分骨折经保守治疗配合康复功能锻炼即可获得满意疗效。手术治疗可加重肩关节创伤引起粘连，具有严格适应证。

（一）肱骨外科颈骨折

【概述】

肱骨外科颈位于解剖颈下2～3cm，胸大肌止点以上，此处由骨松质向骨密质过渡且稍细，是解剖上的薄弱环节，骨折较为常见，占肩部骨折的11%，各种年龄均可发生，老年人较多（图4-1-11）。

【病因病机】

骨折多为间接暴力所致，如跌倒时手或肘部着地，暴力沿肱骨干向上传导冲击引起骨折。

【临床分型】

临床根据移位情况分为：

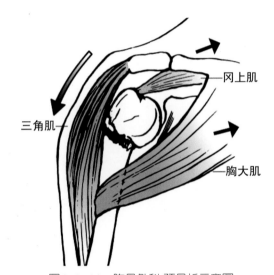

图4-1-11 肱骨外科 颈骨折示意图

（1）无移位骨折：直接暴力击打引起裂痕骨折或间接传导暴力引起的垂直嵌插骨折。

（2）外展型骨折：跌倒时上肢外展位，骨折远端外展近端相应内收，骨折端向内向前成角移位。

（3）内收型骨折：跌倒时上肢内收，骨折远端内收近端相应外展，骨折端向外成角移位。

【临床表现与诊断】

伤后肩关节有广泛肿胀压痛，肩关节各方向均有不同程度活动受限，常可触及骨摩擦感。X线片可明确及鉴别不同类型骨折（图4-1-12）。

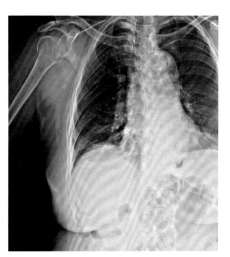

（a）右肱骨外科颈无移位骨折X线片

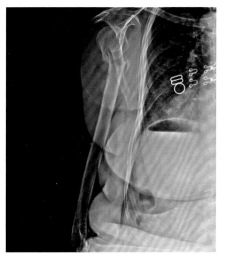

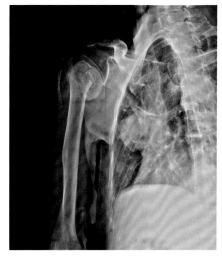

（b）右肱骨外科颈外展型骨折X线片　　　　（c）右肱骨外科颈内收型骨折X线片

图4-1-12　肱骨外科骨折X线片

【辨证论治】

肱骨外科颈骨折不愈合率较低，绝大部分骨折可通过手法复位外固定配合早期功能锻炼获得满意疗效。手术适用于粉碎性骨折手法复位很难成功、无法耐受保守治疗、对肩关节外形功能要求较高的患者。

1. 整复方法

患者坐立位，患肩关节外展30°，外旋45°，肘关节屈曲90°左右。助手用三角巾绕过患肢腋窝向上牵引，术者一手固定患肢上臂中下段与助手对抗牵引，纠正重叠及旋转畸形。在维持牵引下，术者另一手置于骨折端根据骨折移位情况作推挤手法。（图4-1-13）。

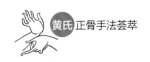

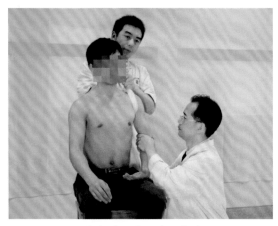
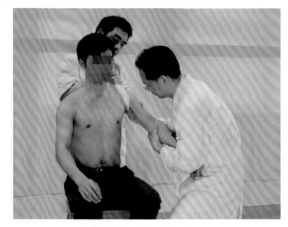

（a）第一步：对抗牵引　　　　　　　　　（b）第二步：手法复位

图4-1-13　左肱骨外科颈骨折手法复位示意图

（1）外展型骨折，术者用拇指将患者骨折远端向内推挤，其余四指将骨折近端向外推挤，术者另一手在维持对抗牵引下逐渐内收患肢。如有骨擦感，断端相互抵触，则表示成角畸形矫正，再采用推顶法检查骨折对位情况，同时使骨折端更加紧密对合。

（2）内收型骨折，术者用拇指将患者骨折近端向内推挤，其余四指将骨折远端向外推挤，术者另一手在维持对抗牵引下逐渐外展患肢，如成角畸形过大，还可继续将患肢上举过头顶以纠正成角。

2. 固定方法

肩关节是人体活动度最大的关节，传统的夹板或石膏固定难以形成有效的固定，导致骨折端的移位，畸形愈合或延迟愈合。广州市正骨医院在传统夹板固定的基础上进行改良，使用一体式夹板外固定（图4-1-14）。

（1）无移位骨折：上臂4夹板固定，夹板规格要求是前侧、外侧、后侧夹板上端平肩关节，下端抵上臂中下1/3交界处，内侧夹板自腋下至上臂中下1/3交界处，固定时间3～4周。

（2）外展型骨折：上臂前后外侧3夹板固定，夹板制作要求及同上。固定时间5～6周，根据X线片结果适当增减。

（3）内收型骨折：对于内收不严重、整复后骨折相对稳定的骨折可采用上臂4夹板固定，夹板制作要求内侧夹板远端用棉花包裹，呈蘑菇头样，即成蘑菇头样大头垫夹板，余3夹板制作同上。部分内收严重、不稳定的内收型骨折需加外展架固定，固定时间同上。

【药物治疗】

骨折早中晚三期辨证用药。

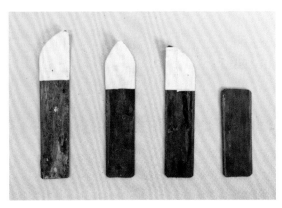

（a）肱骨近端夹板示意图

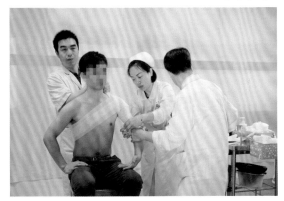

（b）第一步：敷药，包扎

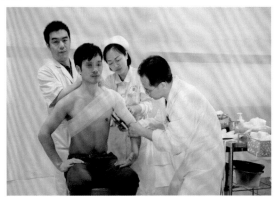

（c）第二步：放置底板

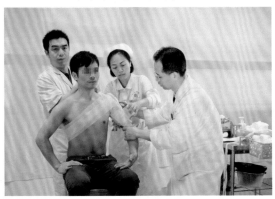

（d）第三步：放置外侧板

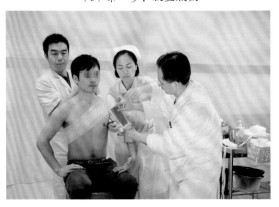

（e）第四步：放置前后侧板

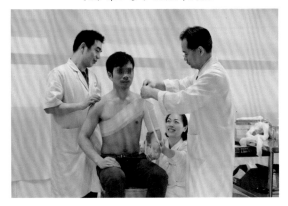

（f）第五步：边带包扎固定

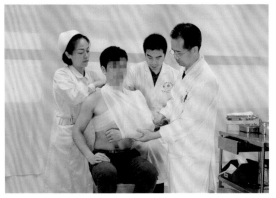

（g）第六步：三角巾悬吊

图4-1-14 左肱骨外科颈骨折包扎固定示意图

【练功活动】

初期先让患者进行握拳，屈伸肘关节、腕关节，收缩上肢肌肉，耸肩等活动，3～4周骨痂生长后练习肩关节各方向活动，活动范围应循序渐进。一般在6周左右即可解除外固定。

【预防与护理】

外展型骨折应使肩关节保持在内收位，切不可做肩外展抬举动作，尤其在固定早期更应注意这一点，以免骨折再移位。对内收型骨折，在固定早期则应维持在外展位，勿使患肢做内收动作。

【病案分享】

患者女，8岁，跑步时不慎跌倒，右肩部着地致伤，引起右肩关节处疼痛、肿胀、畸形及活动受限，伤后3小时来广州市正骨医院就诊，检查发现：右肩关节处肿胀、疼痛、畸形，肱骨近端压痛明显，肩关节活动功能障碍。X线片示：右肱骨近端骨折（图4-1-15）。行手法整复，夹板固定。复查X线片示：右肱骨近端骨折对位对线良好，骨折移位已复位（图4-1-16）。4周后拆除外固定，按骨折复位后常规处理，5周后复查：骨折已经愈合，肩关节活动度已恢复正常（图4-1-17）。

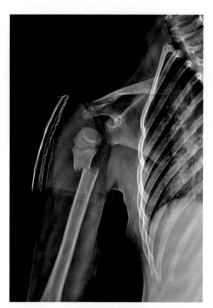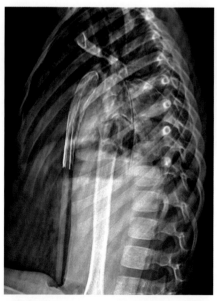

图4-1-15　就诊时X线示右肱骨近端骨折，远端向内侧移位

【经验小结】

大部分肱骨近端骨折病人可以通过保守治疗达到满意效果，但功能康复需提早进

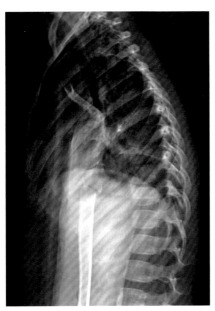
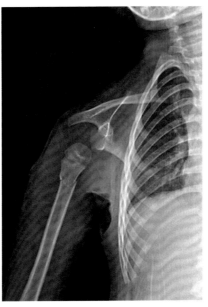

图4-1-16 复位后X线片示右肱骨近端骨折对位对线良好

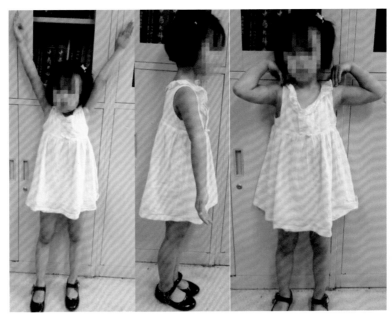

图4-1-17 右肱骨近端骨折患儿5周功能恢复情况

行。早期功能锻炼是非常有必要的，如主动耸肩；中期主动和被动功能锻炼同时进行；后期拆除夹板后，指导患者主动锻炼，如爬墙等功能锻炼。

（二）肱骨大结节骨折

【概述】

肱骨大结节骨折占肱骨上端骨折发生率的13%～33%，常继发于肱骨头盂下脱位，或

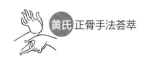
肱骨外科颈骨折。由于脱位和骨折的症状严重，容易忽略对该病的诊断。

【病因病机】

单纯肱骨大结节骨折多为跌倒时肩部外侧着地直接撞击引起骨折，或上肢外展外旋着地，冈上肌、冈下肌，小圆肌及肩袖突然强力收缩牵拉致肱骨大结节撕脱骨折，骨折块常向外上移位，严重者可缩至肱骨头的关节面以上。合并肩关节前脱位的肱骨大结节骨折系肩关节前脱位时，大结节撞击于肩胛盂前下缘所致。合并肱骨外科颈骨折的大结节骨折多为间接暴力引起，如跌倒时手或肘部着地，暴力沿上肢向肩部冲击，可引起肱骨外科颈及大结节骨折（图4-1-18）。必要时做MR检测，排除肩袖损伤。

【临床表现与诊断】

伤后集中于肱骨大结节处的局部肿胀、压痛，活动上臂疼痛加重，尤以外展外旋疼痛加重明显，上臂外展常不到70°。根据外伤史，临床表现及X线检查即可诊断（图4-1-19）。

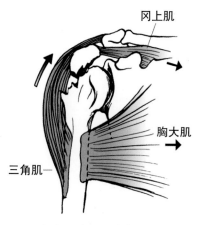

（a）肱骨大结节骨折（前面）

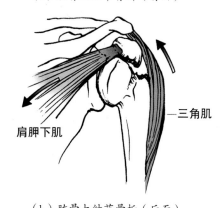

（b）肱骨大结节骨折（后面）

图4-1-18 肱骨大结节骨折示意图

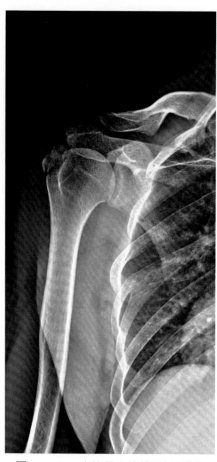

图4-1-19 右肱骨大结节骨折X线片

【辨证治疗】

对单纯肱骨大结节骨折，首选的治疗方法是闭合手法整复加外固定，配合早期功能锻炼，均能达到满意的效果。骨折块较大，手法难以复位，合并其他骨折或肩袖损伤，严重影响关节功能者，可考虑手术治疗。

1. 整复方法

对于有移位的单纯大结节骨折，可通过外展法复位：术者一手固定患者患肢使其被动外展，术者另一手拇指向内下推挤患者撕脱的骨折块及冈上肌即可复位。合并肩关节脱位者先整复肩关节脱位，脱位整复后，骨折多可自行复位。

2. 固定方法

复位后使用单外侧夹板固定，可于肱骨大结节外上方加压垫以防止再移位，部分不稳定骨折可配合上肢外展架固定于肩关节外展位3～4周即可。

【药物治疗】

按骨科三期辨证施治。

【康复治疗】

肱骨大结节骨折整复固定后即可活动腕及手部，练习肘部、肩部的屈伸活动；2～3周后即可逐步练习旋转活动及各方向的单向活动，直至恢复正常。

（三）肱骨上端骨骺分离或解剖颈骨折

【概述】

单纯解剖颈骨折少见，多见于7～18岁青少年，该年龄段骨骺尚未与肱骨干融合，为力学薄弱点，外伤可引起该处的骨骺分离。

【病因病机】

骨折多因跌倒时，上肢外展及前屈、外旋及内旋，暴力沿肱骨向上传导作用于骺板或肱骨解剖颈所致。

【辨证论治】

对于青少年的肱骨上端骨骺骨折可尝试手法复位外固定，复位失败者或骨折不稳定再移位者建议早期行切开复位内固定。

（1）整复手法：同肱骨外科颈骨折。

（2）固定方法：由于肱骨上端骨骺分离骨折相对不稳定，常需要上臂4夹板配合外展架固定。

【药物治疗】

骨折三期辨证用药。

【练功活动】

初期先让患者进行握拳，屈伸肘关节、腕关节，收缩上肢肌肉，耸肩等活动，3～4周骨痂生长后可拆除外固定架，练习肩关节各方向活动，活动范围应循序渐进。一般在6周左右即可解除夹板。

【病案分享】

患者男，9岁，于运动时不慎撞击右肩部，引起右肩关节处疼痛、肿胀、畸形及活动受限，伤后两小时来广州市正骨医院就诊，检查发现：右肩关节处肿胀、疼痛、畸形，肩关节活动功能障碍（图4-1-20）。X线片示：右肱骨上端骨骺分离骨折（图4-1-21）。治疗上行手法整复，夹板固定。复查X线片示：右肱骨上端骨骺分离骨折对位对线良好，骨折移位已复位（图4-1-22、图4-1-23）。4周后拆除外固定，按骨折复位后常规处理，一个半月后复查示骨折已经愈合，肩关节活动度已恢复正常。

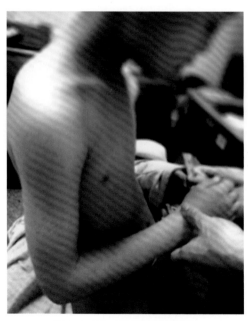

图4-1-20 患儿就诊时外观

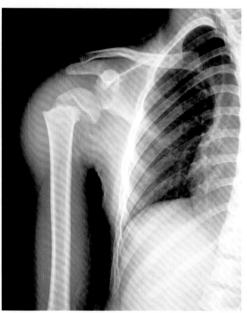

图4-1-21 就诊时X线片示右肱骨上端骨骺分离，远端向外侧移位

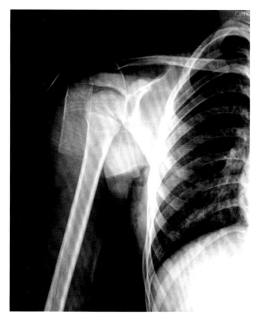

图4-1-22 复位后复查X线片示骨折端对位对线良好

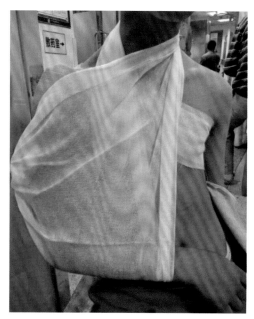

图4-1-23 复位后维持固定

第二节 肩部脱位

一、肩关节脱位

肩关节是人体活动度最大的关节，组成该关节的肩盂小且浅，只占肱骨头关节面的1/3～1/4，因此肩关节也是相对不稳定的关节。肩关节脱位占全身关节脱位发生率的40%以上，由于年轻人骨质强度大，时常发生单纯性脱位，而老年人多发生骨折合并脱位。肩关节脱位分前脱位和后脱位，前脱位较多见。

（一）肩关节前脱位

【概述】

肩关节前脱位是最常见的肩关节脱位（图4-2-1），多见于运动损伤，男性多于女性。老年人尤其是老年女性，因组成肩关节的关节囊、肌肉及诸韧带松弛，简单的肩部扭伤即可引起脱位。

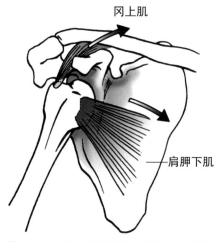

图4-2-1 肩关节前脱位（喙突下脱位）
    示意图

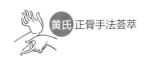

【病因病机】

间接或直接暴力均可引起肩关节前脱位，但以间接暴力引起者最为多见。

【临床分型】

临床根据肱骨头移位的情况分为：

（1）盂下型：上臂过度外展外旋后伸，肱骨颈或肱骨大结节抵触了肩峰，构成杠杆的支点作用，使肱骨头向盂下滑脱。

（2）喙突下型：跌倒时上臂外展位着地，传导暴力致使肱骨头冲破关节囊形成脱位。

（3）锁骨下型：与喙突下型受伤机制相同，暴力继续作用则引起锁骨下脱位。

（4）胸腔内型：极个别暴力强大作用肱骨头，可冲击胸腔形成胸腔内脱位。

【临床表现及诊断】

有明显的外伤史，肩部肿胀疼痛，功能障碍，呈"方肩"畸形，搭肩试验阳性。在喙突、锁骨下或腋窝部可摸到前脱位的肱骨头，上臂外展内旋畸形，并呈弹性固定。X线片检查可以确诊肩关节前脱位（图4-2-2、图4-2-3、图4-2-4），并能检查有无合并骨折。

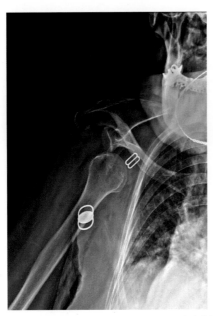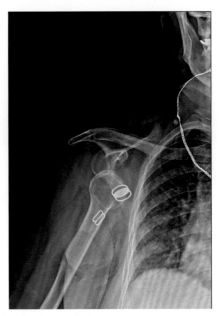

图4-2-2　右肩关节脱位盂下型X线片

【辨证治疗】

单纯性新鲜脱位经手法整复多可复位，陈旧性脱位、习惯性脱位、合并严重移位的肱骨近端骨折或合并盂唇损伤影响肩关节稳定性的可手术治疗。

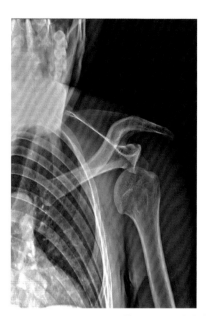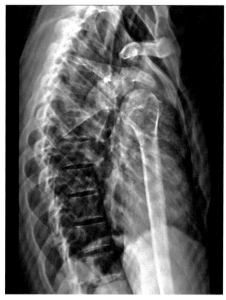

图4-2-3 左肩关节脱位喙突下型X线片

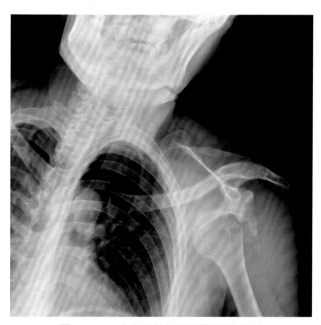

图4-2-4 左肩关节脱位锁骨下型X线片

1. 整复方法

（1）牵引过头法：患者仰卧，术者紧握患肢腕部向下徐缓、持续不断牵引，并向外旋转，逐渐外展患肢过头，可使肱骨头自动复位。若不能复位，助手可用双手拇指经腋窝将肱骨头推入关节盂内（图4-2-5）。

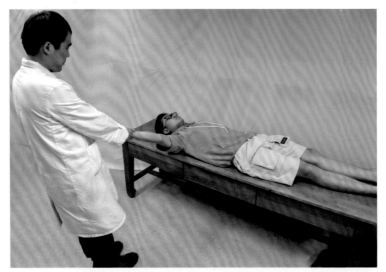

（a）外旋外展持续牵拉患肢

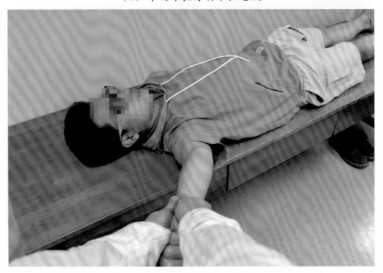

（b）维持牵引状态下逐渐增加外展角度过头

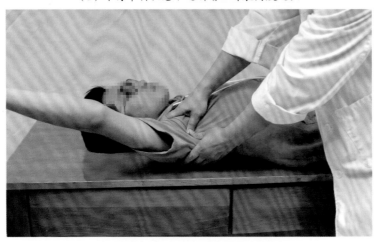

（c）助手经腋下将肱骨头推入关节盂内

图4-2-5 牵引过头法复位示意图

（2）手牵足蹬复位法：患者取仰卧位，以右肩为例，术者立于患侧，双手握住患肢腕部，右膝伸直用足蹬于患者腋下，顺势用力牵引患肢，持续1～3分钟，先外展，外旋，患肩有入臼声后内收内旋，即表明复位成功。

（3）牵引回旋复位法：患者采用靠坐位或仰卧位，麻醉后，助手扶住患者双肩，术者立于患侧，右手握住患肢肘部，左手握住患肢腕部，并使患肢屈肘90°，上臂外展，徐徐沿上臂纵轴方向牵引，并外旋上臂，再逐渐内收，并使肘部与前下胸壁接触内收。在上臂牵引外旋及内收的情况下听到响声或感到骨传导弹动感即为关节已复位。再将上臂内旋，并将患肢手掌扶于健侧肩峰上保持复位。

（4）拔伸托入法：患者取坐位，第一助手立于患者健侧肩后，两手斜形环抱固定患者胸部，第二助手一手握患肢肘部，外展外旋患肢，向外下方牵引，用力由轻而重，持续2～3分钟，术者立于患肩外侧，两手拇指压其肩峰，其余手指插入腋窝内，在助手对抗牵引下，术者将肱骨头向外上方钩托，同时第二助手逐渐将患肢向内收，内旋位牵拉，直至肱骨头有回纳感，复位即告完成。

（5）椅背复位法：患者坐在靠椅上，将患肢放在椅背外侧，腋肋紧靠椅背，用棉垫至于腋部以保护腋下血管、神经。术者握住患肢，先外展、外旋牵引，听到入臼声后再逐渐内收，然后内旋屈肘，即可复位成功。此法适应于肌力较弱的肩关节脱位者（图4-2-6）。

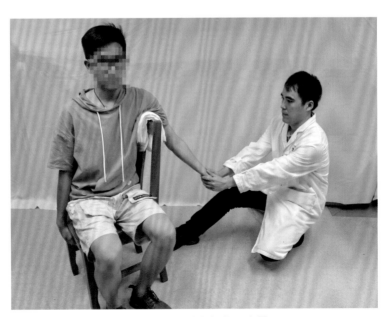

图4-2-6　椅背复位示意图

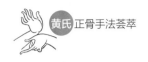

（6）悬吊复位法：患者俯卧床上，患肢悬吊于床旁，根据患者肌肉发达程度，在患肢腕部系布带并悬挂2～5kg重物（不可以手提重物），以其自然位持续牵引15分钟左右，多可自动复位。

附：肩关节前脱位手法整复前后X线片对照图（图4-2-7、图4-2-8）。

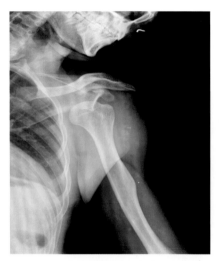 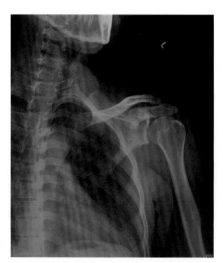

（a）复位前X线片　　　　　　　（b）复位后X线片提示关节对合良好

图4-2-7　左肩关节喙突下型脱位复位前后X线片对照

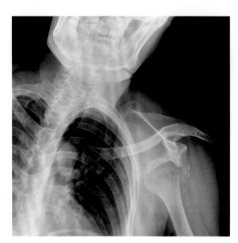 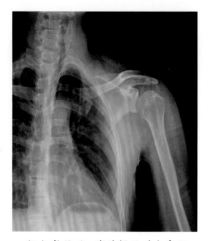

（a）复位前X线片图　　　　　　（b）复位后X线片提示对合良好

图4-2-8　左肩关节锁骨下型前脱位复位前后X线片对照

2. 固定方法

采用患肢三角巾悬吊固定2～3周即可，新鲜脱位固定时限应适当延长，以使损伤的关节囊等软组织完全修复避免形成习惯性脱位。

【药物治疗】

骨折早中晚三期辨证用药。

【康复锻炼】

同肱骨上端骨折。

（二）肩关节后脱位

【概述】

肩关节后脱位极为罕见，临床症状不如肩关节前脱位明显，常被误诊或漏诊。

【病因病机】

直接暴力系从前方向后直接打击肱骨头，使肱骨头冲破关节囊后壁和盂唇软骨而滑入肩胛盂后，常伴肱骨头前侧凹陷骨折或肩胛冈骨折。间接暴力引起者，系上臂强力内旋跌倒时手掌撑地，传导暴力使肱骨头向后脱位，后脱位时由于肩胛下肌的牵拉，小结节骨折较常见。

【临床表现及诊断】

肩部前侧空虚，在肩关节后方可触及脱出的肱骨头，肩峰异常凸出。由于肩盂后缘压入肱骨头凹陷处形成假关节，患肩后伸活动可无明显受限，前举、外展仅有部分受限，以内、外旋活动受限较为明显。方肩畸形、弹性固定和搭肩试验阳性不典型。X线正位片显示盂肱关系大致正常，但仔细研究可发现肱骨头呈内旋位，大结节消失，肱骨头于肩胛盂的半月形阴影消失。X线轴位片可显示肱骨头后移位，提示肱骨头的前内侧变平、凹陷或肩胛冈骨折（图4-2-9）。

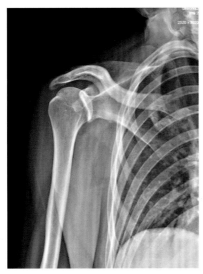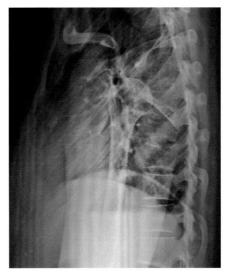

图4-2-9 右肩关节后脱位复位前X线片

【辨证治疗】

1. 整复方法

新鲜肩关节后脱位患者采用坐位或俯卧位，助手一手向后压住患者肩胛骨作为固定，另一手用拇指向前下推压患者肱骨头；术者两手握住患者患肢腕部，沿患者肱骨纵轴轻度前屈牵引，并外旋患者上臂即可复位。后期嘱咐患者加强肩关节功能活动锻炼（图4-2-10）。

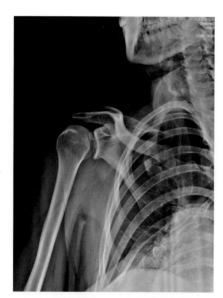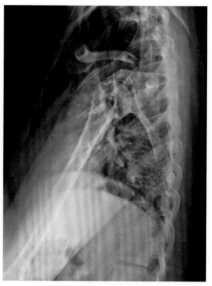

图4-2-10　右肩关节后脱位复位后X线片，关节对合良好

2. 固定方法

采用患肢三角巾悬吊固定2～3周。

【药物治疗】

骨折三期辨证用药。

【康复锻炼】

同肱骨上端骨折。

【病案分享】

患者男，33岁，锻炼时不慎跌倒，左手掌撑地致伤，同时撞击左肩关节处，引起左肩关节处肿胀、畸形及活动受限，伤后3小时来广州市正骨医院就诊，检查发现：左肩关节处肿胀、疼痛、畸形，左肱骨头部压痛明显，肩关节屈伸功能障碍。X片示：左肩关节后脱位合并肱骨近端骨折（图4-2-11）。治疗上行手法整复，夹板固定。复查X片示：左肩关节对位良好，骨折移位已复位（图4-2-12）。1个月后拆除外固定，按术后

常规处理。一个半月后复查：骨折已经愈合，肩关节活动度已恢复正常（图4-2-13）。

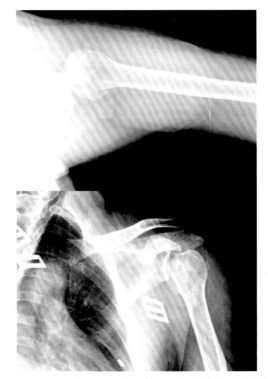

图4-2-11　X线片示左肩关节后脱位并肱骨近端骨折

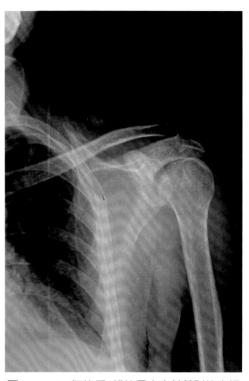

图4-2-12　复位后X线片示左肩关节对位良好

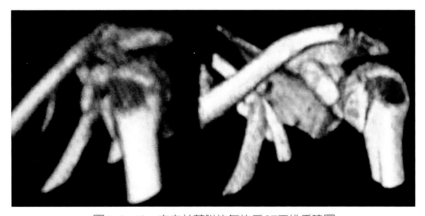

图4-2-13　左肩关节脱位复位后CT三维重建图

【误诊漏诊分析】

　　肩关节后脱位是所有大关节中最容易漏诊的一种损伤，主要原因有：①肩关节后脱位大部分为肩峰下脱位，体征不典型，没有肩关节前脱位明显的畸形及交锁现象。②在肩关节前后位X线片上多阴性表现，这也是过分依赖X线片影像成为造成漏诊的主要

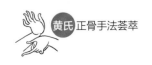

原因。③诊断过程中缺乏考虑，查体欠仔细彻底。认为肩部的症状体征是因X线平片上显示有小的骨折如小结节或盂缘骨折所致，缺乏深入查体或进一步检查而造成误诊。所以在询问受伤时情况后要仔细认真检查，对患者双侧从前、后、侧三个方位进行对比检查。在考虑有肩关节后脱位时，可摄肩关节前后位、轴位、动力位或肩胛骨切线位X线片。应仔细观察患者肩关节前后位X线片肩关节间隙及肱骨头与肩盂重叠阴影是否改变，关节盂前缘与肱骨头关节面影像关系是否改变。

二、肩锁关节脱位

【概述】

肩锁关节脱位是临床上常见的肩部运动损伤（图4-2-14），占全身关节脱位发生率的3.2%，占肩部损伤发生率的12%。

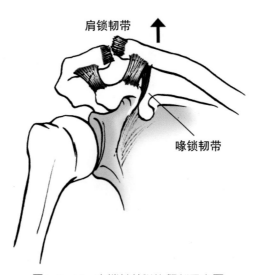

图4-2-14 肩锁关节脱位解剖示意图

【病因病机】

肩锁关节脱位多为直接暴力引起，如肩关节处于外展内旋位时，暴力冲击于肩的顶部或跌倒时肩部着地，可引起肩锁关节脱位。

【临床分型】

肩锁关节脱位分型有3型。

（1）Ⅰ型：关节囊及肩锁韧带不完全破裂，喙锁韧带完整，锁骨只有轻度移位。

（2）Ⅱ型：关节囊及肩锁韧带完全断裂，喙锁韧带牵拉伤，锁骨外端直径的一半上翘突出超过肩峰。

（3）Ⅲ型：关节囊、肩锁韧带及喙锁韧带完全断裂，锁骨远端完全移位。

【临床表现及诊断】

此脱位均有外伤史。局部可见突起畸形，疼痛，肿胀，压痛。肩关节外展、上举、前屈后伸运动均受限。移位严重肩锁关节处可有凹陷，肩锁关节松动，琴键征阳性。X线检查应注意双侧对比（图4-2-15）。

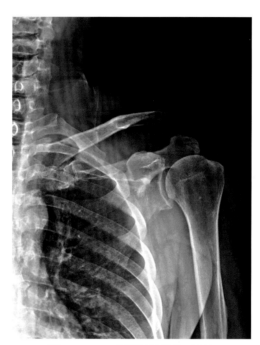

图4-2-15　肩锁关节脱位X线片

【辨证治疗】

Ⅰ、Ⅱ型脱位一般采取保守治疗，Ⅲ型脱位关节结构损伤严重，关节稳定性差，即使手法复位成功外固定也难以维持，建议手术治疗。

1. 整复方法

患者双手叉腰坐立，维持患肢外展位，术者用拇指向下按压凸起的锁骨外端即可复位。

2. 固定方法

采用改良单"8"字绷带配合锁骨固定带固定（图4-2-16）。

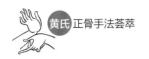

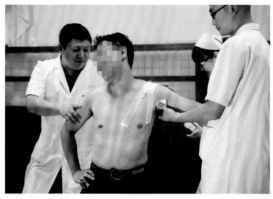
（a）放置夹板、棉垫

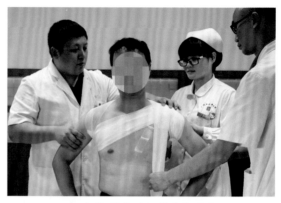
（b）单"8"字绷带包扎固定

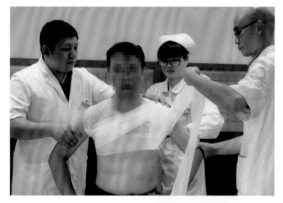
（c）绷带作T字固定

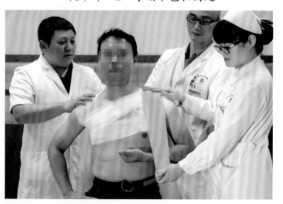
（d）弹力绷带固定

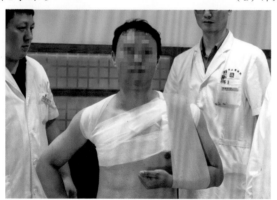
（e）包扎固定完成图

图4-2-16 改良单"8"字绷带固定包扎示意图

【药物治疗】

骨折三期辨证用药。

【康复锻炼】

同锁骨骨折。

【病案分享】

李某，32岁，男，因打球时跌倒致右肩部疼痛活动受限后1小时来诊，就诊时见右肩部肿胀，局部压痛明显，琴键征阳性，予完善X线片检查提示右肩锁关节脱位（图4-2-17），予复位固定后复查X线片提示右肩锁关节位置良好（图4-2-18），6周后拆除固定，8周后右肩功能基本恢复正常，无遗留外观畸形（图4-2-19）。

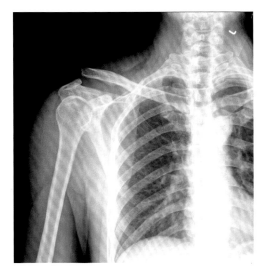 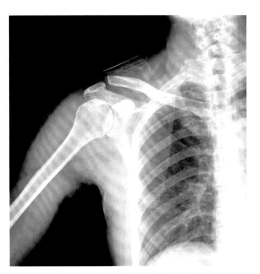

图4-2-17　右肩锁关节脱位复位前X线片　　　　图4-2-18　复位后X线片

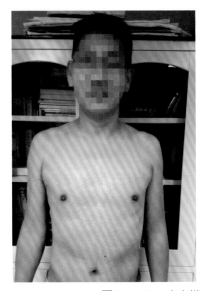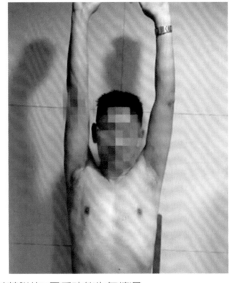

图4-2-19　右肩锁关节脱位8周后功能恢复情况

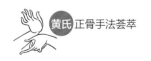

三、胸锁关节脱位

【概述】

胸锁关节脱位少见，仅占肩部损伤发生率的3%，因为平面关节及肩臂重量的杠杆作用，治疗较为困难。

【病因病机】

多为间接暴力所致，当暴力作用于第1肋骨，因杠杆作用，将锁骨内端向胸骨前方撬起，撕破关节囊及胸锁前韧带，突出移位于胸骨前上方，形成胸锁关节前脱位。当暴力作用于肩部后外侧，而锁骨移位到胸骨后方，形成胸锁关节后脱位。

【临床表现及诊断】

胸锁关节前脱位肿胀畸形较为明显，触诊压痛，明显可触及凸起的锁骨内侧端。患者常以头肩倾向伤侧、健侧手托住患肢以减轻疼痛。胸锁关节后脱位一般畸形不明显，触摸胸锁关节前侧空虚。由于锁骨内端移位于胸骨后方，肩胛骨被牵拉呈内旋，患者平卧位肩部不能接触床面；胸锁关节后脱位有的锁骨内端移于肋骨后方还可压迫气管、食管或纵隔血管引起呼吸困难、吞咽困难及血循环受阻，临床上可有颈部浅静脉怒张等压迫症状。胸部正位X线片常漏诊，需加摄胸部斜位或侧位X线片（图4-2-20）。

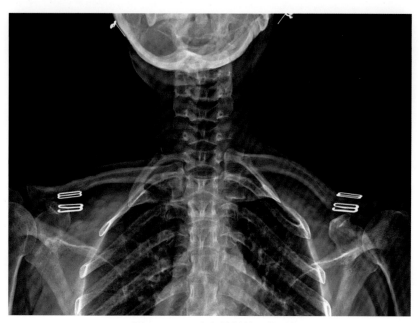

图4-2-20　右胸锁关节脱位X线片

【辨证治疗】

胸锁关节脱位首选手法复位加外固定，合并气管、食管或纵隔血管压迫引起呼吸困难、吞咽困难及血循环受阻者则需手术治疗。

1. 整复方法

患者背靠坐位，上肢叉腰，术者一手推顶患者伤侧胸壁，一手握住患者上臂上端向外侧牵引，即可使关节脱位整复。

2. 固定方法

于胸锁关节前侧加棉垫，并用前"8"字绷带局部加压固定，可参照锁骨内侧骨折的固定方法。

【药物治疗】

骨折三期辨证用药

【康复锻炼】

同锁骨骨折后的锻炼方法。

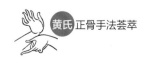

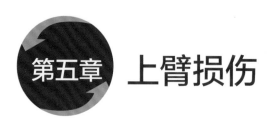

第五章 上臂损伤

第一节 肱骨干骨折

肱骨干骨折是指肱骨外科颈以下，肱骨内、外上髁2cm以上的骨折，好发于青壮年，是临床上最常见的骨折之一，约占全身骨折的3%。广州市正骨医院平均一年有100余例的肱骨干骨折，患者最小2个月，最大96岁，平均年龄34.9岁。临床上根据其骨折部位，又可具体分为肱骨中上段骨折、中段骨折、中下段骨折。

一、肱骨中上段骨折

【概述】

发生于肱骨干上1/3的骨折，骨折线在三角肌止点以上，因有三角肌等肌肉保护，骨折较为少见（图5-1-1）。

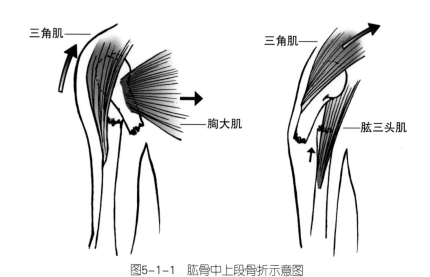

图5-1-1 肱骨中上段骨折示意图

【病因病机】

多为直接暴力导致，骨折类型常为粉碎性、横形骨折。骨折后受肌肉牵引，近折端常向内、向前移位，远折端向外、上方移位。

【临床表现与诊断】

有明显的外伤史，伤后出现肱骨上段局部疼痛、肿胀，查体肱骨上段压痛明显，可触及明显骨摩擦音，肩关节活动受限明显。X线片检查可明确肱骨中上段骨折的类型及移位情况。根据受伤史、临床表现和X线检查可明确诊断。

【辨证论治】

1. 整复方法

患者坐立位，助手用三角巾绕过患者腋窝向上牵引，术者一手固定患者上臂中下段与助手对抗牵引，纠正重叠及旋转畸形。术者用另一手拇指将患者骨折近端向外、后方推挤，其余四指将骨折远端向内、前方推挤，再采用推顶法检查骨折对位情况，同时使骨折端更加紧密对合。

2. 固定方法

采用夹板（图5-1-2）配合外展架固定。夹板要求：前侧板上端超肩关节2cm，下至肘横纹上1.5～2cm；后侧板上端超肩关节2cm，下至尺骨鹰嘴部上约2cm；外侧板上端超肩关节2cm，下至肱骨外髁处上约2cm；内侧板上端始于腋下1.5cm，下至肱骨内髁处上约1.5cm。根据骨折情况调节固定体位，一般固定于上臂外展60°～80°，前臂中立位置。固定时间为6～8周，定期复查X线如骨痂生长稳定后可以拆除外展架，并逐步拆除夹板。

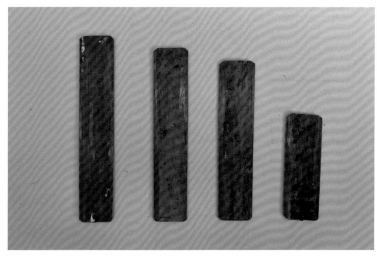

图5-1-2　肱骨中上段夹板示意图

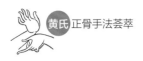

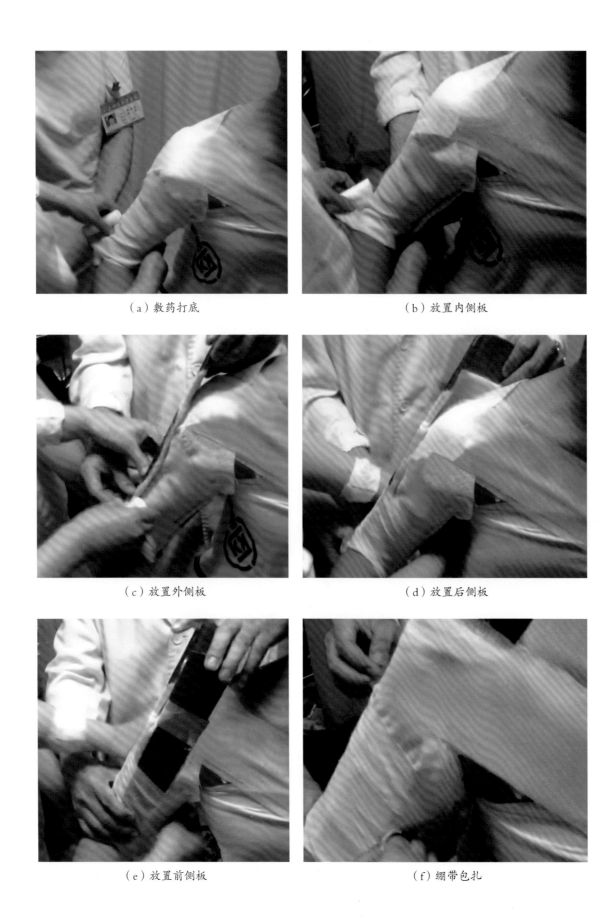

（a）敷药打底 （b）放置内侧板

（c）放置外侧板 （d）放置后侧板

（e）放置前侧板 （f）绷带包扎

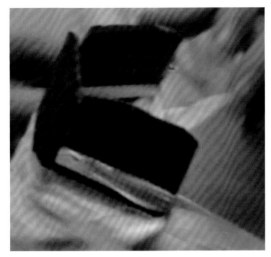

（g）边带固定

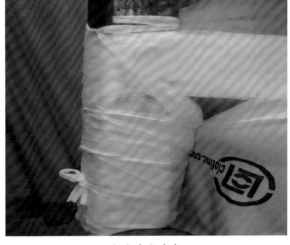

（h）包扎完成

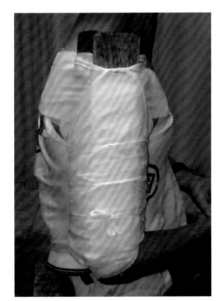

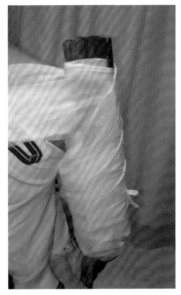

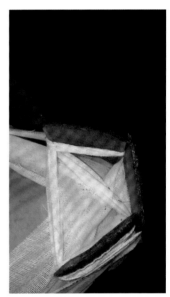

（i）包扎完成后外观

图5-1-3 右肱骨中上段骨折包扎示意图

3. 康复治疗

（1）骨折早期治疗在复位固定后当天，应该开始做肘、腕及掌指关节主动屈伸活动，以促进肿胀消除。

（2）骨折中期，骨痂生长后拆除外固定支架可作耸肩锻炼，并逐渐增加肩关节屈伸、旋转功能等各个方向功能锻炼。

（3）骨折后期拆除夹板，逐渐作肩关节屈伸、旋转等大范围功能训练。

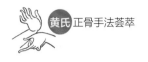

【病案分享】

肖某，女，71岁，步行时意外跌倒致左肩部疼痛活动受限，伤后1天来我院就诊。查体见：左上臂中上段肿胀、畸形，环行压痛，触及有骨摩擦感，上臂纵轴叩击痛，左肩关节活动受限。X线片提示：左肱骨中上段骨折（图5-1-4）。予手复位夹板配合外展架固定治疗。1个月后X线片可骨痂生长（图5-1-5），予以拆除外固定架，继续维持夹板固定治疗。3个月后X线片可见大量骨痂生长（如图5-1-6），予逐步拆除夹板。4个月后，复查时患肢外观及功能恢复良好（图5-1-7）。

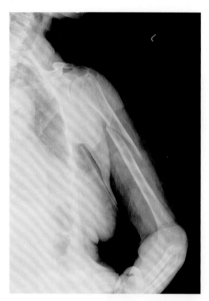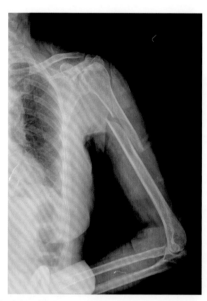

图5-1-4　治疗前X线片

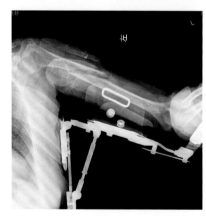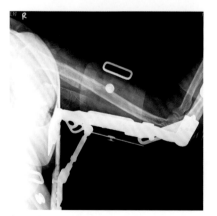

图5-1-5　夹板配合外展架固定1个月后X线片

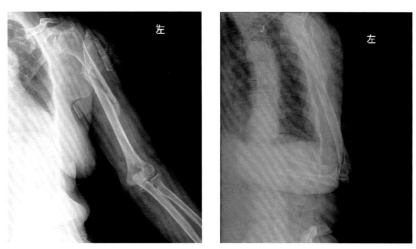

图5-1-6　3个月后X线片

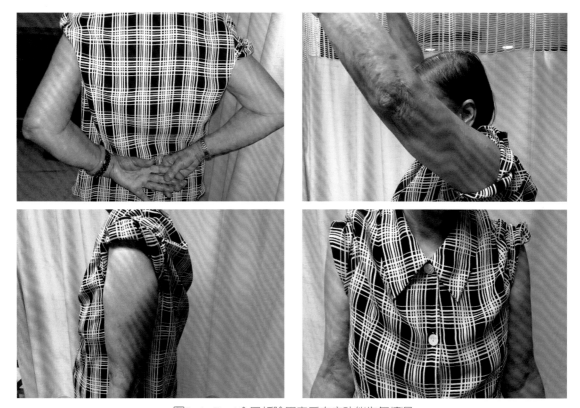

图5-1-7　4个月拆除固定后左肩功能恢复情况

【经验小结】

肱骨干骨折治疗需考虑患者自身要求、年龄、骨折类型、伴发损伤和合并症以及患者对手术的耐受程度等因素。肱骨干骨折复位要求较其他骨折低，2cm以内的短缩、1/3以内的侧方移位、30°以内成角畸形以及15°以内的旋转畸形对功能无明显影响，因此大

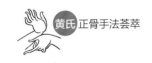

多数肱骨干骨折可通过保守治疗获得良好效果。但由于肱骨干特殊解剖及上臂重力等原因，骨折不愈合一直是个治疗难点。夹板配合外展架固定可有效解决上述问题。小夹板外固定治疗，骨折端无应力遮挡，骨痂生长快，通过夹板、棉垫作用下骨折端慢慢自行复位，棉垫2点或3点加压下纠正成角移位，还可以纠正骨折端残余移位。外展架不仅能防止骨折内收，还能防止旋转以及对抗上肢重力以防止骨分离。在外固定牢固情况下可早期活动关节，功能锻炼，防止关节僵硬。因此，肱骨干骨折保守治疗，只要身体条件允许，我们建议行夹板配合外展架固定治疗。

二、肱骨中段骨折

【概述】

发生于肱骨干中1/3处的骨折，骨折线在三角肌止点以下，为最常见的肱骨干骨折类型，可合并桡神经损伤。

【病因病机】

直接暴力如撞击可形成横形或粉碎性骨折。间接暴力如摔倒时手或肘着地，可形成斜形骨折；扭伤可形成螺旋形骨折。骨折后骨折端受肌肉牵引，近折端常向外、向前移位，远折端向上移位。

【临床表现与诊断】

有明显的外伤史，伤后出现肱骨中段局部疼痛、肿胀，查体肱骨中段压痛明显，触及有明显骨擦音，肩肘关节均有不同程度活动受限，合并桡神经损伤出现相应临床症状。X线片检查可明确肱骨中段的类型及移位情况。根据受伤史、临床表现和X线片检查可明确诊断。

【辨证论治】

（1）整复方法与肱骨下段骨折相似（见下文）。

（2）固定方法与肱骨下段骨折相似（图5-1-8）。

（3）康复治疗与肱骨下段骨折相似。

【病案分享】

刘某，女，23岁，撞伤致左上臂疼痛活动受限,伤后半小时来广州市正骨医院就诊。查体见：左上臂肿胀明显，呈内收畸形，上臂中段压痛，触及有明显骨摩擦感，纵轴叩击痛，左上臂杆力消失，外展前屈等活动受限明显。予完善X线片检查提示左肱骨干中段骨折，骨折向外侧成角，远折端向前向内侧移位（图5-1-9），予手法复位后复查X线

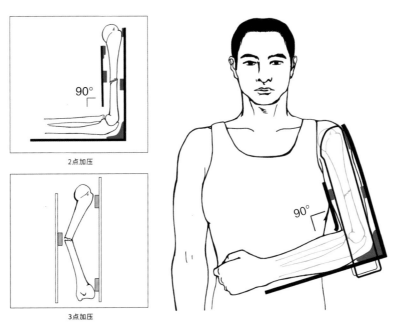

2点加压

3点加压

图5-1-8　肱骨中段骨折夹板固定示意图

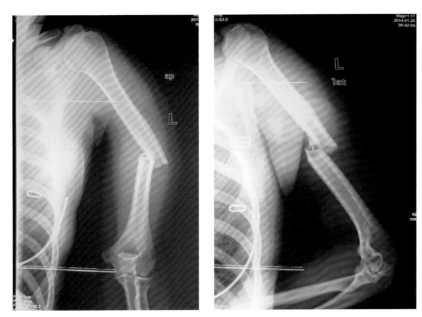

图5-1-9　复位前X线片

片检查提示对位对线良好（图5-1-10），予以夹板配合外展架固定治疗（图5-1-11），按骨折复位后常规处理，4个月后复查X线片提示骨折端对位对线良好，大量骨痂生长（图5-1-12），予拆除外固定后左上肢功能恢复良好（图5-1-13）。

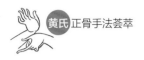

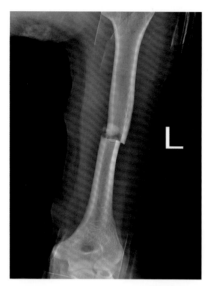
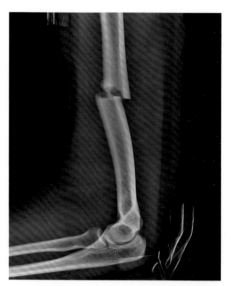

图5-1-10　复位后X线片

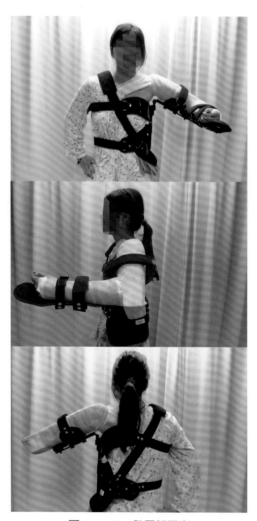

图5-1-11　外展架固定

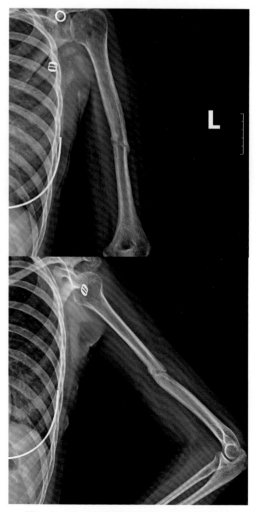

图5-1-12　左肱骨干骨折4个月后X线片

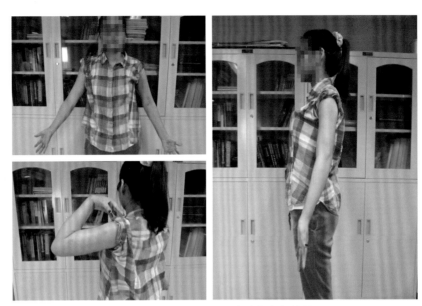

图5-1-13　4个月后左上肢功能恢复情况

三、肱骨中下段骨折

【概述】

发生于肱骨干下1/3骨折，其发生率次于中段骨折，常可合并桡神经损伤。

【病因病机】

多为旋转暴力致伤，如掰手腕致伤。因内在肌肉强力收缩，如投掷标枪、垒球等运动亦致伤。骨折常为螺旋形或者斜形，断端移位随前臂和肘关节位置而定，常呈成角、内旋等畸形。

【临床表现与诊断】

有明显的外伤史，伤后出现肱骨下段局部疼痛、肿胀，查体肱骨下段压痛明显，可触及明显骨摩擦音，远折端常出现内旋或成角畸形，肘关节屈伸活动受限明显，常可合并桡神经损伤出现相应临床症状。X线片检查可明确骨折的类型及移位情况。根据受伤史、临床表现和X线片检查可明确诊断。

【辨证论治】

1. **整复方法**

患者坐立位，一助手用三角巾经腋下向上牵引固定患者上臂上段，术者一手持患者前臂，使其肘关节屈曲90°，一手持患者肱骨外髁及内上髁，作轻度牵引纠正成角移位，再将远折端外旋以纠正旋转移位。

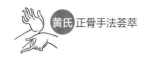

2. 固定方法

采用夹板配合外展架固定。夹板要求：前侧、外侧、后侧板均平肩关节，内侧板自腋横纹下2cm，内外侧板超肘关节，前侧板至肘关节上2cm，后侧板超腕关节（图5-1-14）。

根据骨折情况调节固定体位，一般固定于上臂外展45°，肘关节屈曲90°，前臂中立位置（图5-1-15）。固定时间6～8周，定期复查X线片，待骨痂生长稳定后可以拆除外展架并逐步拆除夹板。

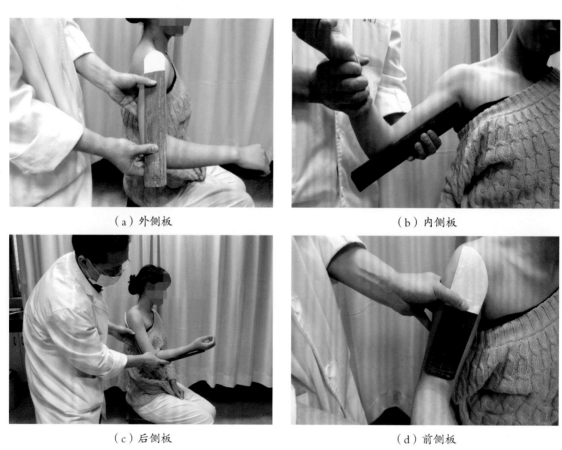

（a）外侧板　　　　　　　　　　　　　（b）内侧板

（c）后侧板　　　　　　　　　　　　　（d）前侧板

图5-1-14　右肱骨中下段骨折夹板制作示意图

3. 康复治疗

（1）骨折早期治疗在复位固定后当天进行，应该开始做腕指关节主动屈伸活动，并逐渐增加运动幅度及用力程度，以促进肿胀消除。

（2）骨折中期，骨痂生长后拆除外固定支架可作耸肩及肩关节屈伸、旋转功能锻炼。后侧板平腕关节后可作前臂旋转活动。

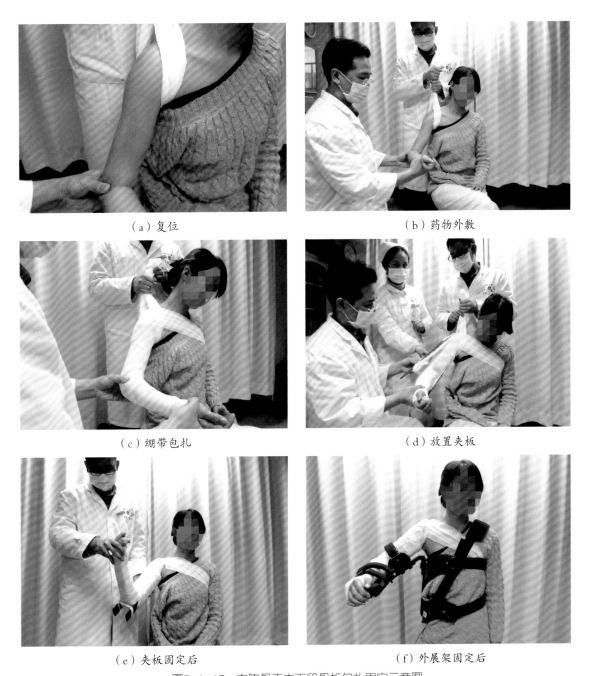

（a）复位 　　　　　　　　　　　　　　　　（b）药物外敷

（c）绷带包扎 　　　　　　　　　　　　　　　（d）放置夹板

（e）夹板固定后 　　　　　　　　　　　　　　（f）外展架固定后

图5-1-15 右肱骨干中下段骨折包扎固定示意图

（3）骨折后期拆除夹板，逐渐作肘关节伸直或者屈曲活动。

【病案分享】

钟某，女，22岁，运动时意外跌倒致右上臂疼痛活动受限，伤后1小时来院就诊。检查见：右上臂中下段肿胀，内旋畸形，环形压痛，触及有明显骨擦感，上臂纵轴叩击痛，右肘关节屈伸活动受限。予完善X线片检查提示右肱骨干中下段粉碎性骨折（图5-1-16）；

手法复位后提示骨折对位对线良好（图5-1-17），予夹板配合外展架固定治疗（图5-1-18）；1个月后复查X线片提示骨痂开始生长，骨折端开始稳定，予拆除外展架，继续维持夹板固定治疗（图5-1-19）；3个月后X线片提示骨折端大量骨痂生长，骨折基本愈合（图5-1-20），予拆除夹板，指导功能锻炼；3个半月后，复查时患肢外形及功能恢复良好（图5-1-21）；随访1年后X线片提示骨折端对位对线良好，骨性愈合（图5-1-22）。

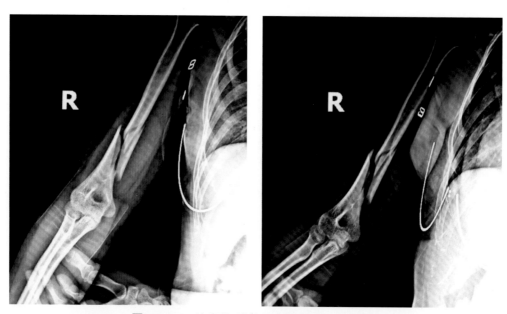

图5-1-16　治疗前X线片示右肱骨干中下段骨折

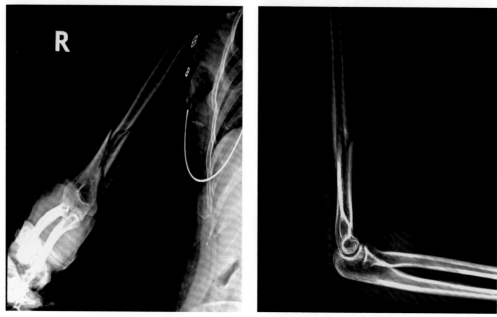

图5-1-17　复位后X线示右肱骨干中下段骨折对位对线良好

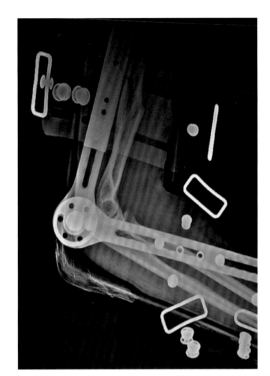
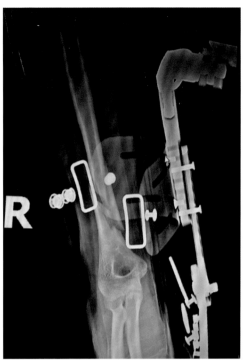

图5-1-18　小夹板配合外展架固定

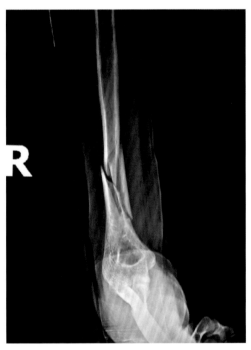
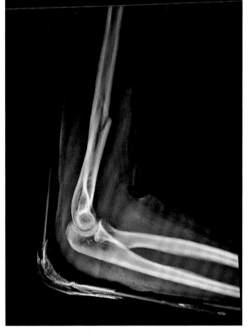

图5-1-19　1个月后拆除外展架X线片

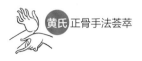

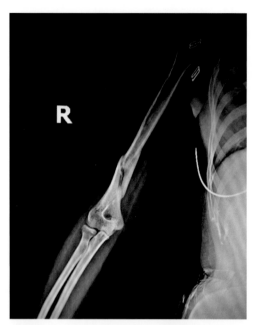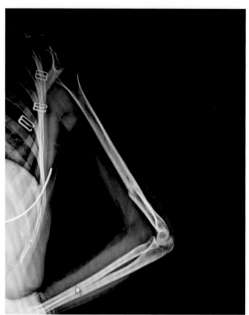

图5-1-20　3个月后拆除固定X线片

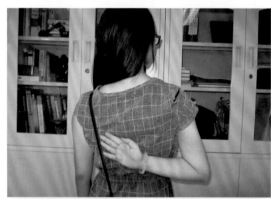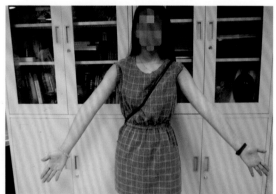

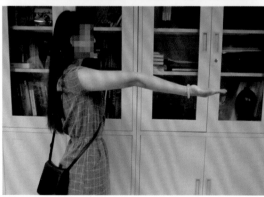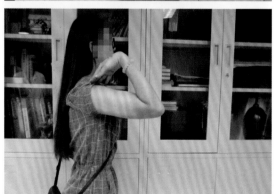

图5-1-21　3个半月后复查时患肢外形及功能恢复良好

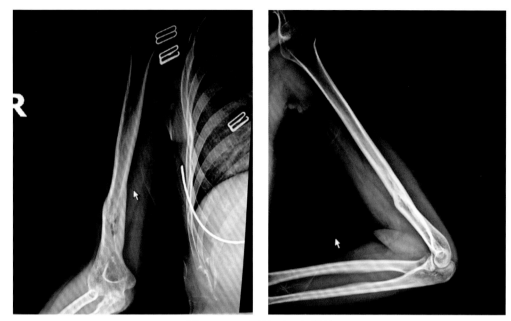

图5-1-22 随访1年后X线片

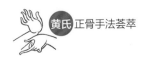

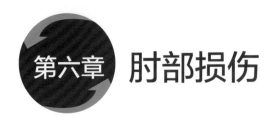

第六章 肘部损伤

第一节 肘 部 骨 折

一、肱骨髁上骨折

【概述】

肱骨髁上骨折系指发生在肱骨下端，肱骨内、外上髁上方2cm以内的骨折（图6-1-1、图6-1-2）。该部位的骨折是肘部最为常见损伤，多见于儿童，约占儿童四肢骨折的3%～7%，占肘部骨折的50%～80%。在广州市正骨医院，一年约有450例的肱骨髁上骨折。

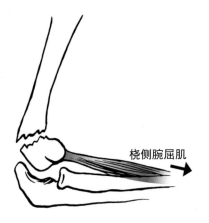

图6-1-1 肱骨髁上骨折（屈曲型）

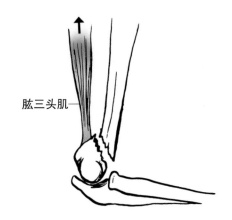

图6-1-2 肱骨髁上骨折（伸直型）

【病因病机】

肱骨髁上为松质骨和皮质骨交界处，前有冠状窝后有鹰嘴窝，两窝之间仅有一层极薄的骨片。该处又是肱骨自圆柱形转变为三棱形的改变部位，为力学薄弱点，受到外来暴力极易发生骨折。引起肱骨髁上骨折多为间接暴力，如跌倒外伤。

【临床分型】

临床上根据受伤机制和暴力方向的不同，将肱骨髁上骨折分为伸直型和屈曲型两类。

1. 伸直型

此型约占95%，患者跌倒时肘关节在伸直位，手心触地，暴力经前臂向上传达，同时上肢重力经肱骨干向下传达，作用于肱骨髁上，导致骨折。骨折时，暴力将肱骨髁推向后方，并可伴有尺偏、桡偏或者旋转移位，重力将近折端推向前方，骨折线自前下斜向后上方。伸直型骨折近折端可能刺破肱前肌损伤正中神经和肱动脉。

临床上根据骨折远端移位的方向不同又可分为尺偏型和桡偏型。

（1）伸直尺偏型（图6-1-3）：自肱骨髁前外方暴力将肱骨髁推向后内方而发生骨折，内侧骨皮质受限受到挤压而发生一定坍塌。骨折移位后，前外侧骨膜因近端向前外方移位而断裂，内后侧骨膜仍保持完整。但骨折近端内侧骨膜被掀起与骨皮质分离。因此，复位后的骨折远端容易向尺侧再移位，即使达到解剖对位，也因内侧皮质已被挤压缺损而向内侧偏斜。所以，此型骨折肘内翻发生概率最高。

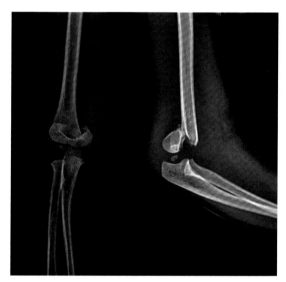 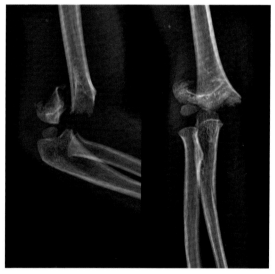

图6-1-3　右伸直尺偏型肱骨髁上骨折X线片　　　　图6-1-4　右伸直桡偏型肱骨髁上骨折X线片

（2）伸直桡偏型（图6-1-4）：自肱骨髁前内方暴力将肱骨髁推向后外方而发生骨折，骨折断端桡侧端骨皮质受挤压出现坍塌，外侧骨膜保持连续，内侧骨膜断裂，骨折远端向桡侧移位。此型骨折即使不能完全复位也不会发生严重的肘外翻，若片面强求解剖复位矫正过度时，亦可能导致肘内翻畸形。

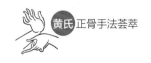

2. 屈曲型

此型少见，约占5%，患者跌倒时肘关节在屈曲位，肘后着地，暴力由后下方向前上方撞击尺骨鹰嘴，髁上骨折后远端向前移位，骨折线自后下斜向前上方。屈曲型骨折很少伴发血管、神经的损伤见图6-1-5。

【临床表现与诊断】

肱骨髁上骨折常有明显外伤史，患肢肘部疼痛、肿胀明显，肘关节功能丧失，压痛剧烈，有环形压痛，触摸有异常活动和骨擦音，但检查"肘

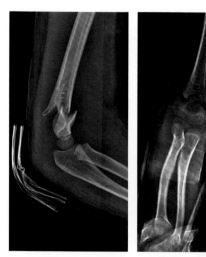

图6-1-5 屈曲型右肱骨髁上骨折X线片

后三角"位置正常。伸直型骨折肘后尖后突呈"靴形肘"，肘前可触及突出骨折近端，屈曲型骨折肘后半圆形，肘后可触及骨折近端。X线片检查，不仅可以确诊骨折，还可以明确骨折部位、类型及移位情况，以供手法整复提供参考。如骨折合并正中神经损伤，可出现前臂的旋前动作、桡侧屈腕动作，拇、食、中指的屈指动作，拇指对掌运动丧失，手掌桡侧三个半手指和背侧三个手指的末节感觉减退或丧失。神经损伤一般为挫伤，3个月内大多可自行恢复，部分正中神经损伤严重者后期可出现"猿手"。合并肱动脉损伤或者肿胀严重压迫肱动脉时，可出现前臂Volkmann缺血性痉挛，其前驱症状为剧痛，桡动脉搏动减弱或者消失，肿胀，手部皮肤发绀、发白、发凉、麻木，早期被动牵拉手出现剧烈疼痛。根据受伤史、临床表现和X线检查可明确诊断。

【辨证论治】

肱骨髁上骨折必须给予及时、准确的复位，防止肘内、外翻畸形及神经血管损伤等严重并发症的发生。对无移位的肱骨髁上青枝骨折、裂纹骨折无需整复，可予超肘超腕夹板固定。有移位的骨折，肿胀不严重、无神经血管损伤者，可予手法整复夹板外固定治疗；骨折肿胀严重或者手法复位后骨折不稳定、移位明显、合并神经血管损伤者应考虑鹰嘴牵引或手术治疗，避免反复多次整复引起Volkmann缺血性痉挛及加重神经损伤。

1. 整复方法

（1）伸直型骨折：以伸直尺偏型远折端内旋移位为例（图6-1-6）。患者于臂丛麻醉（或不麻醉）下取仰卧位或坐位。①纠正重叠移位：两助手分别手握患者患肢上臂上

段和腕部，在前臂旋后位做对抗拔伸牵引3～5分钟，以矫正重叠移位。②纠正旋转、侧方移位：待重叠移位矫正后，术者位于患侧并用双手环抱患者患肘，采用回旋手法，对尺偏型骨折，远折端旋前伴有向尺侧移位的，则在助手的拔伸牵引下，用对抗旋转内外推按法，把远折端旋后，近折端旋前，在矫正旋转移位的同时，两手相对挤压把近折端向内推，远折端向外推。③恢复骨折对位：内外侧移位矫正后，两手拇指置于骨折远端背侧鹰嘴部，用力向前推按，两手余指环抱骨折近端用力向后拉按。同时让远端助手在持续牵引下缓慢向前屈曲肘关节至90°。术者触摸检查肘关节无畸形，折端稳定无骨擦音、鹰嘴没有向内侧偏移，屈肘时障碍已消失则复位成功（图6-1-7）。

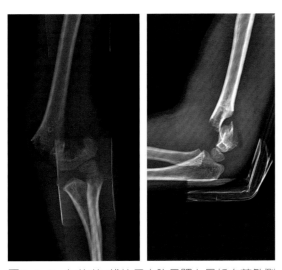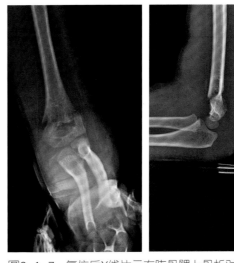

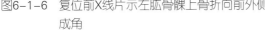

图6-1-6　复位前X线片示左肱骨髁上骨折向前外侧成角　　图6-1-7　复位后X线片示左肱骨髁上骨折对位对线良好

（2）屈曲型骨折：患者仰卧位或坐位，一助手握住患肢上臂，另一助手握住患肢腕部，肘关节接近伸直位，尺偏骨折维持前臂旋前位，桡偏旋后位。两助手沿骨折纵轴方向进行拔伸牵引，纠正重叠移位。术者双手拇指及其余四指置肘内、外两侧作相对挤压，纠正断端侧方移位。然后术者双拇指置肘前上方远折端处并向下按压，余指环抱近折端同时向前上方端提，助手徐徐伸直肘关节，使之复位。见图6-1-8。

2. 固定方法

无明显移位的青枝骨折，可予以石膏托或夹板固定患肢于肘关节屈曲90°，前臂中立位固定悬吊在胸前3～4周，定期做X线片，复查见有足够骨痂生长才能解除固定。有移位的骨折则采用手法整复夹板外固定。

夹板制作要求：内、外侧板上达三角肌下缘，下超肘关节3～5cm，宽度为上臂横径

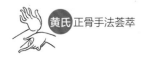
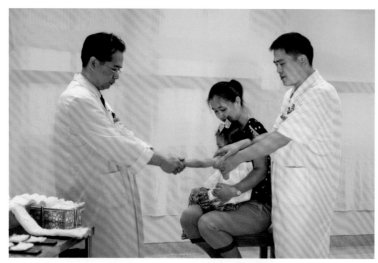

（a）第一步：拔伸牵引

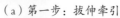
1. 拔伸牵引

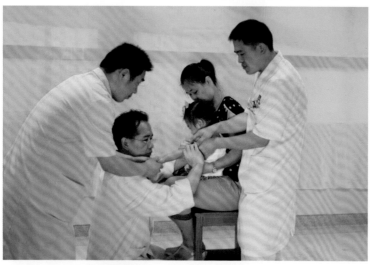

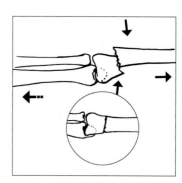
2. 触摸推挤（纠正侧方）

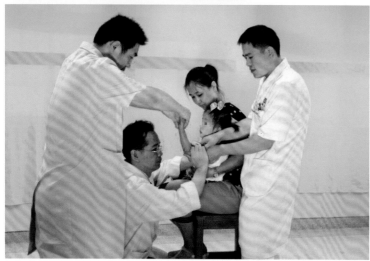

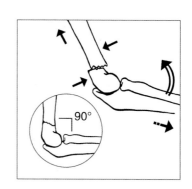
3. 屈肘折顶复位，90°固定

（b）第二步：折顶复位，顺势屈肘，纠正移位

图6-1-8　左肱骨髁上骨折（伸直型）整复手法示意图

2/3。后侧板自三角肌下缘超腕横纹，宽度为肘横径3/4。夹板示意图见图6-1-9。

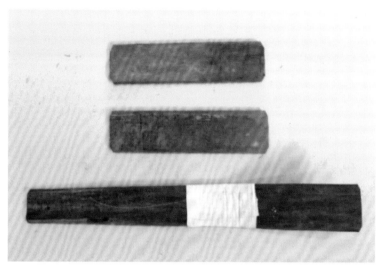

图6-1-9 肱骨髁上骨折夹板示意图

骨折复位后维持对位牵引，肘关节屈曲90°。先于肘部敷续骨油纱，然后于上臂、肘部及前臂缠绕绷带2～3层。术者再取后侧夹板并将梯形垫放于肘后部位骨折远端和尺骨鹰嘴部位，内侧板上、下端压垫分别置于上臂上端和内髁部位；外侧板压垫置于骨折端上方；后侧夹板上端到达腋后线下面，远端达掌指关节，中间折成直角，内外侧板均超过肘下3～5cm，掌指关节部垫棉花，内外侧夹板用绑带以内"8"字将其固定于肘关节以下。见图6-1-10。后侧板屈曲90°托起肘关节固定，然后用棉布吊带将患肢悬吊于胸

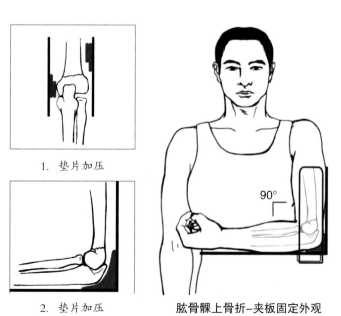

1. 垫片加压

2. 垫片加压 肱骨髁上骨折-夹板固定外观

图6-1-10 左肱骨髁上骨折（伸直型）压垫放置示意图

前。固定体位选骨折最稳定体位，一般伸直型骨折肘关节屈曲90°前臂旋后位，屈曲型骨折肘关节屈曲110°（邻肢夹角法）前臂旋后位即可。固定时间4～6周。患肢悬吊在胸前，定期复查X线片，以了解骨折端是否发生再移位，并及时调整固定。经X线片复查见有足够骨痂生长才能解除固定。

示意图见图6-1-11。

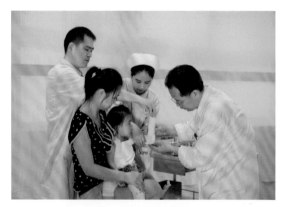
（a）第一步：敷药，放置底板

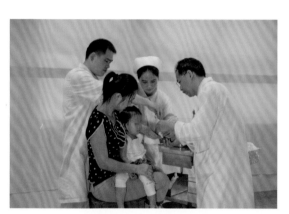
（b）第二步：放置内外侧板

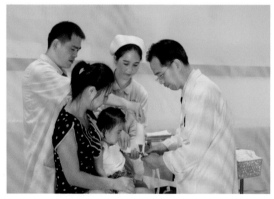
（c）第三步：边带包扎超肘关节夹板固定

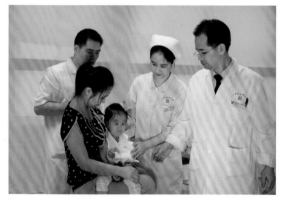
（d）第四步：三角巾悬吊

图6-1-11　左肱骨髁上骨折包扎示意图

3. 康复治疗

（1）功能锻炼：治疗期间应鼓励患者积极进行适当的练功活动。初期先让患者握拳，3周后X线片提示骨痂生长后可逐渐开始学习肘部屈伸运动，活动范围及力量应循序渐进，伸直型骨折患者应避免肘关节过度伸展运动，屈曲型患者避免肘关节过度屈曲运动。

（2）物理治疗：骨折后期可进行中药外洗或理疗等。

4. 药物治疗

按照骨折三期辨证施治。

【预防和调护】

早期注意观察有无神经血管损伤，夹板及石膏固定尽量维持患肢于最利于骨折稳定体位，避免骨折出现尺桡偏及转轴。手掌肿胀时，可嘱患者每日自行轻柔按摩手。

【治疗心得】

本病患者以儿童多见。儿童肱骨髁上骨折复位不良容易导致相关的后遗症，其中肘内翻最为常见。以往认为常见的肘内翻是肱骨远端骨骺早闭所致，至今尚有争论，其中常见的原因有：①骨折远端尺侧倾斜移位；②骨折远端的内旋移位；③尺侧骨皮质压缩；④内侧软组织"铰链"的作用。因此如何防治肘内翻的发生，就成了肱骨髁上骨折治疗的关键。

针对这种情况，可以采取以下几种方法来防止肘内翻的发生：①在复位过程中，采取"宁桡勿尺、矫枉过正"的原则，尽量矫正骨折断端尺侧骨皮质嵌插、压缩，复位后使骨折端保持桡偏，以对抗由于尺侧骨皮质粉碎而引起的支持力缺陷。②有人认为肱骨髁上骨折外固定需固定前臂，限制前臂活动，避免前臂活动所产生的剪力、旋转力、牵拉力而造成不稳定性破坏，避免肘内翻。同时在复位后采用超腕关节小夹板固定，可以有效地限制前臂的自由活动，防止骨折再移位。③在做肱骨髁上骨折外固定时，除了超腕关节外，还要超肘关节3～5cm，内"8"字绷带包扎固定，这样可以做到局部加压，防止骨折再移位，起到稳定的固定效果。④采取超肘90°、前臂旋后位固定，既可以起到矫枉过正的作用，又可以防止骨筋膜室综合征的发生。⑤固定牢固，采取三夹板超肘90°三维固定，还可以根据患肢肿胀情况随时调紧或放松绷带。

【病案分享】

患者，男性，6岁，跌倒致左肘部疼痛、肿胀、畸形及活动受限，伤后1小时来广州市正骨医院就诊，查体：左肘部肿胀、疼痛、畸形，肱骨远端压痛明显，肘关节屈伸功能障碍，X线片示：左肱骨髁上骨折（如图6-1-12），行手法复位夹板固定治疗。复位后复查X线片示：左肱骨髁上骨折对位对线良好，骨折移位已复位（如图6-1-13）。骨折整复后定期复查换药，3周后复查X线片示骨折对位对线良好，骨痂生长（如图6-1-14）。2个月后X线片示，骨折已经基本愈合（如图6-1-15）。9周后肘关节活动度已恢复正常（如图6-1-16）。

【经验小结】

文献报道，传统手法复位4夹板外固定治疗小儿肱骨髁上骨折有着良好的疗效。但传统4夹板固定治疗容易加大对肱动脉压迫，引起Volkmann缺血性痉挛。广州市正骨医院

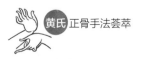

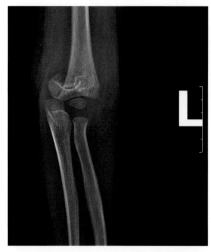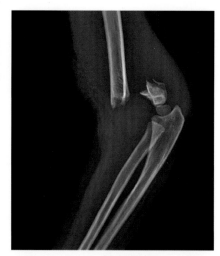

图6-1-12　复位前X线片示左肱骨髁上骨折，骨折移位明显

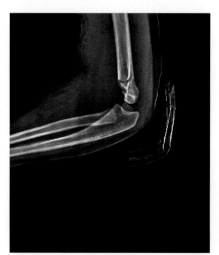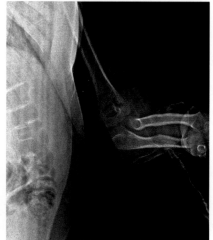

图6-1-13　复位后X线片示对位对线良好

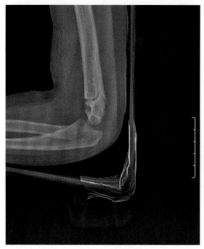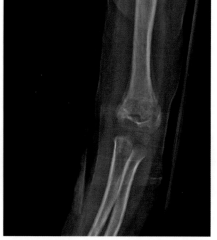

图6-1-14　3周后X线片示骨痂开始生长

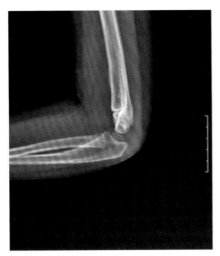
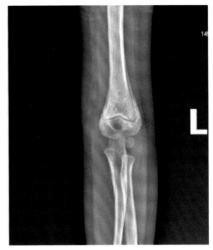

图6-1-15　2个月后X线片示大量骨痂生成

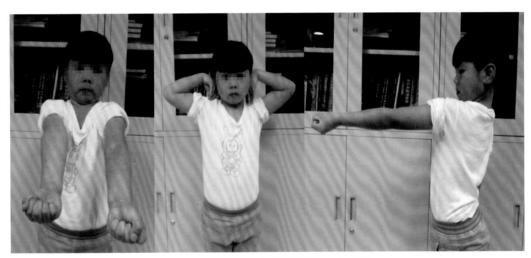

图6-1-16　9周后左肘关节功能恢复情况

对传统4夹板固定进行改良，设计出更适合该骨折的3夹板固定方法，避免了前方夹板对肘部的压迫，获得良好疗效。肱骨髁上骨折伸直型骨折往往常由于骨折端的挤压或挫伤而引起正中神经损伤，因此在治疗时应仔细检查是否有正中神经支配肌肉活动障碍或者感觉异常，神经损伤者一般于2～3个月可自行恢复。肱骨髁上骨折不应过度追求解剖复位，力求恢复患肢轴线及肘关节携带角即可。在骨折复位过程中，如出现骨折端复位后有弹性样的再移位，或术者手指扣压整复时，骨折端可勉强对位，但手指稍放松时，骨折端又再移位，考虑骨折端有软组织嵌入，此时宜采用拔伸牵引加回旋手法，推开嵌入的软组织，即可复位。手法整复2次仍无法获得良好复位的应考虑手术治疗，反复多次复位可加重患肢肿胀及加大神经血管损伤可能，往往得不偿失。复位后固定体位无统一规

定，取骨折最稳定体位即可，一般伸直型骨折取屈肘90°前臂旋后位，屈曲型骨折取屈肘110°（邻肢夹角）旋后位即可获得相对稳定。

【研究进展】

目前，肱骨髁上骨折有多种治疗方法，主要分为保守治疗和手术治疗，每种治疗方法各具其优点，但应用上也有其局限。保守治疗如石膏或者夹板外固定，虽然具有固定时间长、患者较难护理、骨折端容易移位等缺点，但是可使患者免除手术之苦、减轻患者的经济负担。手术治疗方面，儿童主要采用闭合克氏针内固定，需要探查有无神经血管损伤者再考虑是否可切开复位，青少年及成人可选用解剖钢板固定。手术治疗具有增加患者的经济负担、皮肤疤痕形成等缺点，但手术可为骨折端带来相对稳定的固定，避免了骨折再移位及反复整复带来的痛苦。

笔者认为，内外固定治疗的选择应根据骨折类型和临床实际情况灵活运用，但无论内外固定治疗都应注意有无Volkmann缺血性痉挛及神经损伤。另外，无论是手法或手术治疗肱骨髁上骨折，其并发症肘内翻仍是儿童肱骨髁上骨折治疗的难题之一，有待于进一步研究和探讨。

二、肱骨内髁骨折

【概述】

肱骨内髁骨折（图6-1-17）是指发生于肱骨内髁，常累及肱骨滑车及内上髁的一种较为少见的骨折。多见于成人，亦见于大龄儿童，文献统计，肱骨内髁骨折在儿童肘部损伤中占3%。在广州市正骨医院，平均一年有50多例的肱骨内髁骨折。

【病因病机】

肱骨内髁骨折损伤机制不甚清楚，多数观点认为与间接暴力有关，如摔倒后手掌撑地，外力沿前臂传导到肘部，尺骨鹰嘴关节面与滑车相撞击导致骨折；也可以是肘屈曲位着地并伴有使肱骨下端内翻的应力引起尺骨鹰嘴关节面与滑车相撞击导致骨折。单纯肱骨内髁骨折较少，常累及肱骨滑车及内上髁，由于内上髁为前臂屈肌总腱附着处，骨折后受肌肉牵拉出现移位。临床上根据骨折线的方向和骨折块移位情况分为四型。

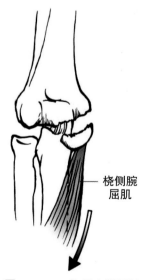

桡侧腕屈肌

图6-1-17 肱骨内髁骨折

Ⅰ型无移位骨折，骨折线自肱骨内上髁的上方至冠状窝不延伸或延伸至滑车关节面

（图6-1-18）。

Ⅱ型骨折线经过滑车骨骺及关节面软骨，骨折块向尺侧、轻度向上移位。

Ⅲ型骨折线经过滑车骨骺及关节面软骨，骨折块有旋转移位（图6-1-19）。

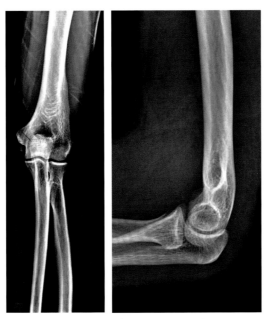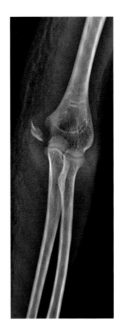

图6-1-18　肱骨内髁骨折X线片　　　图6-1-19　Ⅲ型肱骨内髁骨折X线片

Ⅳ型肱骨内髁骨折，在外翻和旋转应力作用下，骨折块连同尺桡骨一起向内、后上方移位，形成骨折-脱位。

【临床表现与诊断】

骨折常有明显外伤史，肘部疼痛、肿胀明显，压痛尤其内侧压痛剧烈，触摸有异常活动和骨擦音，肘后三角常发生改变，肘关节呈半屈曲位功能障碍，合并脱位者可出现肘关节畸形。个别患者可出现尺神经损伤的表现。X线片检查需注意：对于肱骨内上髁及滑车骨化中心尚未出现患者，X线片检查无阳性表现；肱骨内上髁骨化中心出现但滑车骨化中心尚未出现患者，X线片容易与肱骨内上髁骨折相混淆而出现误诊，应行MR检查以明确诊断；肱骨内上髁（约6岁）、滑车骨化中心均出现的患者（男性9～11岁，女性4～6岁），X线片可看到根据骨化中心判断骨折块大小及其移位情况。根据受伤史、临床表现和X线、MR检查可明确诊断。

【辨证论治】

肱骨内髁骨折为关节内骨折，无论保守治疗还是手术治疗均应按关节内骨折及骨骺损伤治疗原则，力求骨折达到解剖或者近似解剖复位，以减少出现肢体畸形及创伤性关

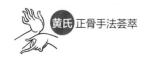

节炎的可能。肱骨内髁骨折若肿胀较轻可先尝试手法复位保守治疗，复位位置不理想或者肿胀明显者可考虑手术治疗。

1. 整复方法

将患肢置于外展前臂旋前位，两助手分别固定患者前臂及上臂，沿肱骨纵轴拔伸牵引，以纠正肘内翻畸形和骨折块旋转移位。术者用大鱼际抵住肘外侧肱骨外髁处，以加大肘关节间隙，移位骨块使之复位。在维持牵引下徐徐屈曲肘关节数次，使滑车部骨折端对合。

2. 固定方法

（1）石膏固定：适用于Ⅰ型骨折，取肘关节屈曲90°，前臂中立位上肢超肘、超腕石膏固定，固定时间为3～4周，定期做X线片，复查见有足够骨痂生长才能解除固定。石膏定型前需于肱骨内髁加压塑形，以维持骨折块稳定。

（2）夹板固定：适用于所有类型肱骨内髁骨折。骨折复位后外敷续骨油纱，内外后3块夹板固定，夹板制作同肱骨髁上骨折夹板，肱骨内髁处加厚压垫以防止骨折块移位。固定体位为肘关节屈曲90°前臂旋后或中立位，固定时间为4～6周，定期做X线片，及时发现在固定期间骨折块是否有分离移位。经X线复查见有足够骨痂生长才能解除固定。

3. 康复治疗

（1）功能锻炼：初期先让患者握拳，3周后X线片提示骨痂生长后可逐渐开始学习肘部屈伸运动，活动范围及力量应循序渐进，避免肘关节过度伸展运动。

（2）物理治疗：骨折后期可进行中药外洗或理疗等。

4. 药物治疗

按照骨折三期辨证施治。

【经验小结】

肱骨内髁骨折极易漏诊及误诊，容易与肱骨内上髁骨折相混淆，造成骨折畸形愈合及创伤性关节炎等后遗症。此外，肱骨内髁骨折由于骨骺尚未显影，X线片上常表现为很小的骨折块及移位，但实际手术中切开会发现，骨折块大小及移位情况远大于我们预期，因此临床医生切勿根据X线片情况而对此类骨折抱有大意心理。

三、肱骨外髁骨折

【概述】

肱骨外髁骨折，也称为肱骨外髁骨骺骨折、肱骨外髁骨骺分离，其骨折块常累及肱骨外上髁骨骺、肱骨小头骨骺部分的滑车骨骺及干骺端骨质，是常见的儿童肘部骨折之一，常见于5～10岁儿童，约占儿童肘关节骨折的6.7%，其发生率仅次于肱骨髁上骨折。在广州市正骨医院，平均一年有100例的肱骨外髁骨折，多数的肱骨外髁骨折可以采用传统手法复位保守治疗方法而达到良好的临床疗效，部分移位明显的骨折需手术治疗。见图6-1-20。

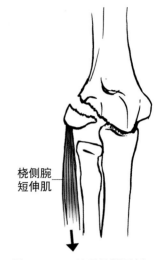

桡侧腕短伸肌

图6-1-20　肱骨外髁骨折

【病因病机】

肱骨外髁骨折多因间接复合暴力造成，跌倒时手掌先着地，暴力沿前臂向上传达至桡骨头，肱骨外髁受到桡骨头的撞击作用力，同时受附着于该部位的前臂伸肌群的剧烈收缩作用力而发生骨折移位。临床上，根据骨折移位程度可分为四度。见图6-1-21，图6-1-22。

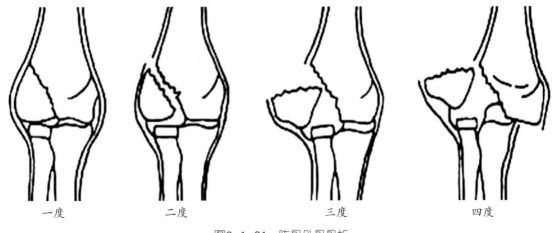

一度　　　　　　二度　　　　　　三度　　　　　　四度

图6-1-21　肱骨外骨骨折

一度：由于受到的暴力较小，肱骨外髁受来自桡骨头的撞击出现骨折，骨折块未产生明显移位。

二度：肱骨外髁受到来自桡骨头较大的暴力撞击出现骨折，骨折块平行向外或者向后上移位。

三度：肱骨外髁受到来自桡骨头较大的暴力撞击，同时肘关节极度内翻，前臂伸肌群剧烈收缩出现骨折，骨折块向外侧同时向后下翻转移位，严重者向后及向外各翻转90°，甚至180°。

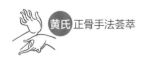
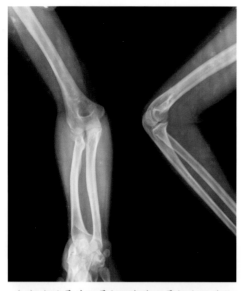

（a）右肱骨外髁骨折X线片，骨折块无移位

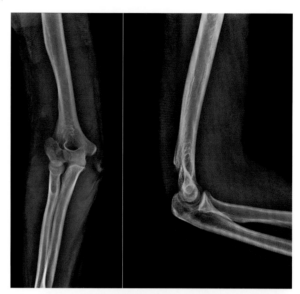

（b）右肱骨外髁骨折X线片，骨折块向外侧移位

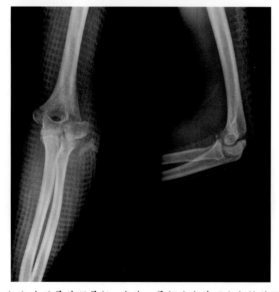

（c）左肱骨外髁骨折X线片，骨折块向外下方翻转移位

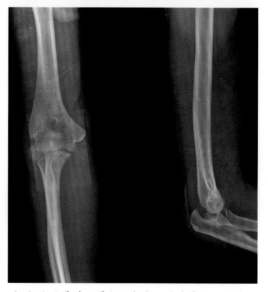

（d）右肱骨外髁骨折X线片，肘关节后脱位伴肱骨外髁骨折

图6-1-22　肱骨外髁骨折X线片

四度：肱骨外髁受到来自桡骨头巨大的暴力撞击，以及前臂伸肌群剧烈收缩所产生的拉力出现骨折，骨折块向外侧同时向后下翻转移位，同时出现尺桡骨近端向后向外侧脱位。

【临床表现】

肱骨外髁骨折常有明显外伤史，患肢肘部疼痛，前臂伸直或者内收时疼痛加重，查体患侧肿胀，压痛剧烈，触摸有骨擦感，肘后三角关系发生改变。X线片检查可以了解骨折类型与移位情况。

【诊断】

肱骨外髁骨折常见于5～10岁儿童，该年龄段患儿肱骨小头骨化中心已经出现，临床根据受伤史、临床表现和X线检查可明确诊断；骨化中心未出现，临床表现与骨折高度相似者，应完善肘部MR检查明确诊断。

【辨证论治】

肱骨外髁骨折属于关节内骨折，如果治疗不当，会发生骨折延迟愈合或不愈合、肘外翻畸形、迟发性尺神经损害、上尺桡关节不稳定等后遗症。绝大多数肱骨外髁骨折均可先尝试手法复位夹板外固定治疗，手法复位失败者可考虑手术治疗。

1. 复位方法

（1）二度骨折患者仰卧位或坐立位，前臂轻度外展旋后、肘关节半屈曲位，一助手固定患者上臂，术者取与骨折同侧手固定患者前臂，对侧手拇指将骨折块向内上方推按复位即可。

（2）三度骨折者仰卧位或坐位，前臂旋后、肘关节屈曲90°。①对侧方移位骨折，在肘伸直内翻位整复不难，对旋转移位型骨折，大多数学者主张在复位时，设法将骨折块从肘的前外侧或后外侧方推送到肘的后方。在矫正旋转移位后，再矫正翻转移位，骨折整复较易获得成功。②翻转移位型骨折可采用双拇指捺正手法。以左肱骨外髁前移翻转骨折为例，患者仰卧位，一助手固定患侧上臂，另一助手握住掌指关节，并背伸腕关节，使前臂伸肌腱松弛，伸肘135°前臂旋后位。术者用拇指置外髁部做轻柔按摩，使局部瘀肿散开，并摸清骨折块的断面和旋转方向。复位时，右拇指将首先向前、向外旋转移位的骨折块向尺骨鹰嘴桡侧推送，并尽量推向肘后，变成后侧翻转型。在矫正骨折块向外前方移位后，左拇指将滑车端推向后内方，右拇指将外上髁同时推向外上方，以纠正旋转畸形，使之成为在前后方向上正对骨折床的后翻转移位。将前臂内收，尽量扩大外侧的肱桡关节间隙。然后再用右拇指置骨折块的滑车端，向关节内按压，左拇指置骨折块的下缘外髁部由下向上推顶，双拇指同时配合将骨折块由后向前翻转并推向尺侧，从而达到基本上复位。术者以右拇指按住骨折块作临时固定，在维持骨折端稳定的情况下，轻柔地将肘关节屈曲、内收和外展以矫正其残余移位。若复位成功，则可扪及肱骨外髁平整，肘关节屈伸活动良好，且无骨擦音，表示骨折复位满意。

（3）四度骨折先整复脱位，术者与患肢对侧手拇指挤压肱骨外髁骨折块，其余4指拖住肘关节尺侧，使肘关节桡偏，用力推压肱骨外侧骨折块及桡骨小头，同时挤压肱骨

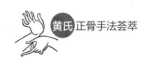

下端尺侧，肘关节脱位即可复位。复位后骨折类型变为一、二、三度骨折，根据骨折类型选择相应的复位手法即可（图6-1-23）。

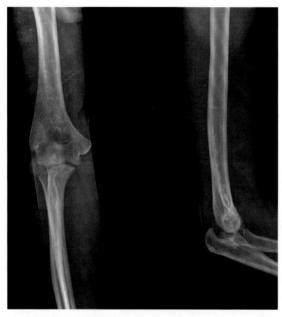
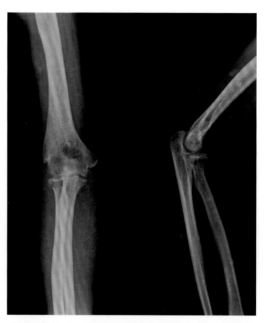

（a）四度右肱骨外髁骨折复位前X线片，肱骨外髁骨折伴肘关节后脱位

（b）复位后X线示右肘关节位置正常，骨折部对位对线良好

图6-1-23　四度肱骨外髁骨折复位前后X线片

2. 固定方法

（1）石膏固定：适用于一度骨折，取肘关节屈曲90°，前臂中立位上肢超肘、超腕石膏固定，固定时间为3～4周，定期作X线拍摄照片，复查见有足够骨痂生长才能解除固定。石膏定型前需于肱骨外髁加压塑形，以维持骨折块稳定。

（2）夹板固定：适用于所有类型肱骨外髁骨折，骨折复位后外敷续骨油纱，内、外、后3块夹板固定，夹板制作同肱骨髁上骨折夹板，肱骨外髁处加厚压垫以防止骨折块移位。固定体位为肘关节屈曲90°前臂旋前或中立位，固定时间为4～6周，定期做X线片，及时发现在固定期间骨折块是否有分离移位。经X线复查见有足够骨痂生长才能解除固定。

3. 康复治疗

（1）功能锻炼：初期先让患者握拳，3周后X线片提示骨痂生长后可逐渐开始练习肘部屈伸运动，活动范围及力量应循序渐进，避免肘关节过度伸展运动。

（2）物理治疗：后期可进行中药外洗或理疗等。

4. 药物治疗

按照骨折三期辨证施治。

【经验小结】

肱骨外髁为前臂伸肌总肌腱附着处，故骨折尤其移位较轻的一度、二度的骨折均应避免牵引肘关节，加重骨折块移位。肱骨外髁骨折属于关节内骨折，治疗应力求解剖复位。保守治疗与手术治疗的选择上，笔者认为应把握好"2mm原则"，即复位后骨折块移位小于2mm的可以保守治疗，大于2mm者手术治疗，以减少骨折不愈合、肘外翻畸形等的发生概率。

【研究进展】

儿童肱骨外髁骨折无论受伤机制、骨折分型及治疗均存在争议性，一直是实验研究及临床处理上较为困难的骨折之一。以往观点认为Ⅱ型以上骨折即需手术治疗，现在越来越多研究对此观点做出质疑，认为即使四度骨折复位后若移位2mm以内，骨折稳定者仍可保守治疗。近年来，愈来愈多学者从生物力学、解剖病理上对其发生机制及分型进行研究，以求找出一种较为适宜的预防和治疗方法。

四、肱骨髁间骨折

【概述】

肱骨髁间骨折是一种很常见的复杂骨折，常见于青壮年高能量的肘部损伤，亦可见于老年患者低能量的损伤。在广州市正骨医院，平均一年有70例的肱骨髁间骨折。文献记载，肱骨髁间骨折的发生率占所有肘部骨折15%。肱骨髁间骨折累及关节面，软组织损伤亦严重，不但整复困难，固定亦不稳，若治疗不当，常造成创伤性关节炎或遗留肘关节活动障碍。

【病因病机】

肱骨髁间骨折多因暴力引起，损伤类型较多，其机制也较为复杂。青壮年患者常受高能量暴力作用发生骨折，老年人尤其女性由于骨质疏松，较低能量的暴力即可以发生骨折。常见的直接暴力如肘部遭受硬物暴力撞碰打击，或跌倒时患者肘关节屈曲位使肘后着地，暴力由作用于尺骨鹰嘴，经半月切迹和桡骨头向上、向前的冲击力，将肱骨两髁纵行劈裂和髁上横行折断，两髁向前移位，近端向后移位，此类暴力引起的骨折称为屈曲型肱骨髁间骨折。常见的间接暴力，如高处跌倒时，患者肘关节伸直位，手心触地，暴力经前臂向上经尺骨月切迹传达至肱骨骨折端，同时上肢重力经肱骨干近端向下传达，同时作用

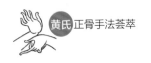
于肱骨骨折端，导致内外髁纵形劈裂骨折，呈倒"八"字旋转分离移位，肱骨骨折近端楔入两髁之间，此类暴力引起的骨折称为伸直型肱骨髁间骨折。

【临床分型】

临床分型较多，常用有以下分型：

（1）根据暴力类型：①屈曲型；②伸直型。

（2）根据骨折线形态分型：①T型；②Y型；③粉碎型。

（3）根据骨折移位程度：Ⅰ型骨折无移位或者轻度移位，关节面平整；Ⅱ型骨折有移位，但两髁无旋转及分离，关节面基本平整；Ⅲ型骨折内外髁均有旋转移位，关节面不平；Ⅳ型骨折为粉碎性骨折，关节面严重破坏。见图6-1-24。

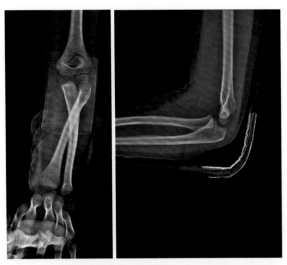

（a）左肱骨髁间骨折Ⅰ型X线片

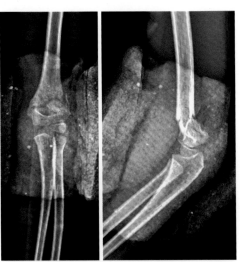

（b）左肱骨髁间骨折Ⅱ型X线片

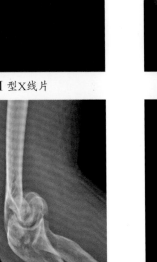

（c）右肱骨髁间骨折Ⅲ型X线片

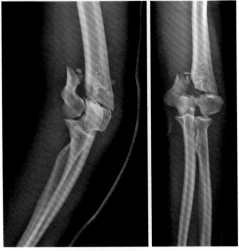

（d）左肱骨髁间骨折Ⅳ型X线片

图6-1-24 肱骨髁间骨折各型X线片

【临床表现与诊断】

此种骨折均有明显外伤史。肘部剧烈疼痛肿胀，查体肘部压痛剧烈，患肢有环形压痛，肘关节畸形，内外髁间距常增宽，肘后三角位置异常，触摸有异常活动和骨擦音。骨折也可以损伤肱动脉、正中神经、尺神经和桡神经，引起相应症状。X线片检查，可以确诊骨折部位、类型及移位情况，为手法整复提供参考。根据受伤史、临床表现和X线检查可明确诊断。

【辨证论治】

肱骨髁间骨折属关节内骨折，因此治疗应尽量恢复骨折解剖复位。此类骨折常为粉碎性，保守治疗复位难度大，绝大多数骨折均需手术治疗，保守治疗仅适合于对肘关节功能要求低下、无法耐受手术者或骨折过于粉碎、无法内固定治疗者。但无论保守治疗还是手术治疗，疗效均不甚满意。

1. 整复方法

令患者仰卧，肩外展70°～80°，屈肘50°（屈曲型）或90°（伸直型），前臂中立位，两助手分别固定患者上臂与前臂，在维持上述体位下进行拔伸牵引纠正短缩重叠移位，术者双手分别自内外髁向中央合抱挤压，并作轻微摇晃手法以纠正分离及旋转移位，然后术者一手握住内外髁，另一手握住肱骨骨折近端，调整侧方及成角畸形，如条件允许，可配合鹰嘴持续牵引。若整复效果较差，可行手术治疗。

2. 固定方法

（1）石膏固定：对于无移位或轻度的骨折可予上臂石膏固定肘关节屈曲90°，前臂中立位固定6～8周。

（2）夹板外固定：固定体位、夹板及压垫位置的安放、固定时间均同肱骨髁上骨折。

3. 康复治疗

（1）功能锻炼：治疗期间应鼓励患者积极进行适当的练功活动。初期先让患者握拳及耸肩，4周后X线片提示骨痂生长后可逐渐开始学习肘部屈伸运动，活动范围及力量应循序渐进。

（2）物理治疗：可进行中药外洗或理疗等。

4. 药物治疗

按照骨折三期辨证施治。

【预防和调护】

尽量维持患肢肘部屈曲90°，前臂置旋后位，保持骨折部位相对稳定，避免骨折出现

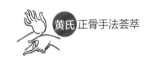

尺桡偏及转轴。手掌肿胀时，可嘱患者每日自行轻柔按摩手。

【经验小结】

肱骨髁间骨折保守治疗患者对肘关节功能要求往往较低，因此在复位时除争取良好复位，同时应兼顾避免反复手法整复引起的神经血管损伤，力求在二者中寻求平衡点。如肿胀明显的，可行鹰嘴持续牵引。

【研究进展】

肱骨髁间骨折有多种治疗方法，主要分为保守治疗和手术治疗，但无论何种治疗方法，其疗效结果均不甚理想，究其原因主要与受伤机制、骨折类型、制动时间长、手术入路及内固定选择不当等有关。近年来，随着手术技术的发展，微创技术的提出，减少了手术带来的二次损伤，同时越来越多加强内固定器械的出现，让骨折早期功能锻炼成为可能，有利于提高手术的疗效。此外对于肘功能障碍严重的患者，关节融合以及肘关节置换不失为一种可行的选择。

五、肱骨远端全骺分离骨折

【概述】

肱骨远端全骺分离骨折是儿童肘关节比较少见的骨骺损伤，多属于Salter-Harris骨骺损伤中的Ⅰ型或Ⅱ型骨折，多发生于5岁以下小儿，约占肘部损伤的9.15%，占全身骨折的0.16%。在广州市正骨医院，平均一年有30例的肱骨远端全骨骺骨折。肱骨远端全骨骺骨折分离治疗不难，但骨折极容易漏诊误诊，造成肘关节畸形，影响功能。

【病因病机】

正常肱骨远端骨骺由肱骨外髁、滑车、内上髁、和外上髁骨骺组成，4个骨骺融合为一体，骨骺与干骺端连接相对较为脆弱，暴力作用时，可使整个肱骨远端分离。根据暴力方向及骨骺移位方向可分为以下几型。

1. **伸展型**

（1）伸展尺偏型，由间接暴力导致，如摔倒时，手掌着地，患肢伸直内收，同时躯体向患侧旋转，肘部过伸，肘部承受强烈内旋、内翻与过伸应力发生骨折。

（2）伸展桡偏型，损伤机制与伸展尺偏型相似，跌倒时，手掌着地，患肢伸直外展，外力及身体重力作用于肱骨远端引起骨折。

2. **屈曲型**

跌倒时，肘部屈曲位或者屈肘位肘部遭受暴力撞击时，暴力撞击鹰嘴再推向肱骨髁部造成。

【临床表现与诊断】

常有明显外伤史，症状与体征与肱骨髁上骨折极其相似，患肢肘部疼痛、肿胀明显，肘关节功能丧失，压痛剧烈，有环形压痛，触摸有异常活动和骨擦音，但检查肘后三角位置正常，桡偏型可伴有尺神经损伤表现。

X线片检查，对于肱骨小头骨化中心尚未出现者无阳性征，需行MR检查明确诊断；肱骨小头骨化中心出现者（约4岁）可根据肱骨小头与桡骨近端、肱骨干位置关系进行诊断，可看到肱骨小头连同尺桡骨一起相对于肱骨干

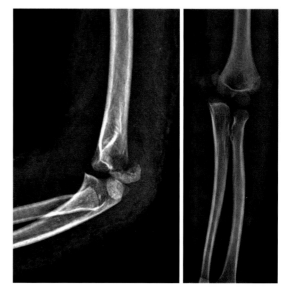

图6-1-25 左肱骨远端全骺分离X线片

向后、内移位，而肱骨小头骨化中心与桡骨远端始终保持良好位置关系：桡骨纵轴线通过肱骨小头骨化中心。见图6-1-25。

【辨证论治】

部分肱骨远端全骺分离经手法复位夹板外固定治疗的疗效满意，对于诊断不明确的患者，应该完善MRI等相关检查，有移位的骨折应注意检查有无神经血管合并伤，避免漏诊。

1. 整复方法

与肱骨髁上骨折相似，患者仰卧，患肢肘部半屈曲，前臂旋后位，两助手分别握住其上臂和前臂，做顺势拔伸牵引，纠正旋转及重叠移位，然后术者两手分别握住骨折远近端，相对挤压矫正侧方移位。纠正上述移位后若整复伸直型骨折，则以两拇指从肘后推按远端向前，两手其余四指重叠环抱骨折近端向后提拉，屈曲型则相反，并令助手在牵引下徐徐屈曲肘关节，常可感到骨折复位的骨擦音。

2. 固定方法

（1）石膏固定：适用于无移位的骨折。患肢肘关节屈曲90°，前臂中立位固定悬吊在胸前3～4周。

（2）夹板固定：适用于有移位的骨折。骨折复位后维持对位牵引，外敷续骨油纱，

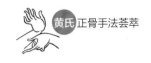

内、外、后3块夹板固定，夹板制作、压垫放置、固定体位及固定时间均与肱骨髁上骨折相同。

3. 康复治疗

（1）功能锻炼：治疗期间应鼓励患者积极进行适当的练功活动。初期先让患者握拳，3周后X线片提示骨痂生长后可逐渐开始学习肘部屈伸运动，活动范围及力量应循序渐进，伸直型骨折患者应避免肘关节过度伸展运动，屈曲型患者避免肘关节过度屈曲运动。

（2）物理治疗：可进行中药外洗或理疗等。

4. 药物治疗

按照骨折三期辨证施治。

【经验小结】

肱骨远端全骺分离骨折由于骨骺未显影，临床上极易漏诊，加之某些肘部损伤与之表现极度相似，其误诊率在肘部骨折中居首位，临床医生需提高警惕。肱骨远端全骺分离，治疗原则与肱骨髁上骨折相同。对无移位或轻度移位骨折，屈肘90°，前臂旋后位，内外后侧夹板做超肘关节固定2～3周。对于严重移位骨折，手术治疗为首选的治疗方法。保守治疗复位过程中应注意手法轻柔，切忌动作粗暴，以免增加对骺软骨板的损伤，以及加重内、外侧骨膜撕裂影响骨折的稳定性。复位时，维持肱骨纵轴下牵引，重要的步骤是对骨折块的旋转畸形和侧方移位以及内翻倾斜进行矫正，以免发生肘内翻畸形。手法整复效果欠佳时，行手术治疗。

此外，本病在临床上还易与其他骨折混淆，鉴别如下：

1. 肱骨远端全骺分离骨折与肘关节脱位相鉴别

相同点：临床表现相似，肘部疼痛肿胀、畸形、活动受限，肱骨小头骨化中心未出现患者X线检查均无阳性征。

不同点：前者好发于5岁以下儿童，后者见于7岁以上患者；前者肘后三角位置正常，后者三角位置丢失；前者肘关节疼痛性活动受限，后者则出现弹性固定。

肱骨小头骨化中心出现后的患者，X线检查可看出两者区别，前者肱骨小头与桡骨近端位置良好，后者肱骨小头偏离桡骨纵轴线延长线。肱骨小头骨化中心未出现者，MR检查可予以区别。

2. 肱骨远端全骺分离骨折与肱骨髁上骨折相鉴别

相同点：症状体征基本相同。

不同点：肱骨小头骨化中心出现的患者，X线检查提示前者肱骨小头与桡骨小头对应关系虽正常，但其远折端有显影之骨块且鹰嘴窝不完整。后者鹰嘴窝完整。肱骨小头骨化中心未出现者MR检查可鉴别。

3. 肱骨远端全骺分离与肱骨外髁骨折相鉴别

相同点：临床表现相似，肘部疼痛肿胀、畸形、活动受限。

不同点：前者表现为全肘部的疼痛肿胀，查体肘后三角位置良好，X线检查，前者肱骨小头与桡骨小头对应关系虽正常，后者主要局限于肘外侧疼痛及肿胀，肱骨小头与桡骨小头对应关系异常，严重者可看到翻转移位的骨折块。

六、肱骨内上髁骨折

【概述】

肱骨内上髁骨折，又称肱骨内上髁骨骺分离，好发于少年和儿童，约占全身骨折的2.6%，占肘部骨折的10%。在广州市正骨医院，平均一年有70例肱骨内上髁骨折患者。见图6-1-26。

【病因病机】

肱骨内上髁骨折多由暴力引起，常为间接暴力。肱骨内上髁骨化中心出现时间为4～6岁，20岁左右骨骺闭合，期间由于骨化中心尚未与肱骨髁融合，骨骺对抗肌肉韧带的牵拉力较差，而肱骨内上髁为前臂屈肌群及旋前圆肌的附着点，当暴力作用于肘部，导致肘外翻前臂屈肌剧烈收缩时，容易引起该处的撕脱性骨折。骨折时，由于肌肉牵

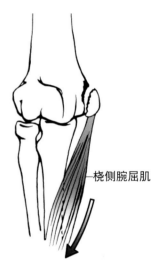

桡侧腕屈肌

图6-1-26 肱骨内上髁骨折

拉，骨折片通常向前下方移位，甚至嵌插于肘关节间隙，严重者可引起肘关节半脱位或脱位。临床上根据撕脱骨片的移位及肘关节变化分为以下几型（图6-1-27）。

（1）Ⅰ型骨折片轻度分离或者旋转移位。

（2）Ⅱ型骨折片移位明显，可达肘关节间隙附近。

（3）Ⅲ型骨折片嵌插于关节间隙内。

（4）Ⅳ型骨折合并肘关节脱位。

【临床表现与诊断】

此种骨折常有明显外伤史；局部疼痛、肿胀明显；压痛剧烈，尤其以内上髁处压痛

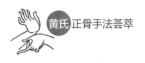
黄氏正骨手法荟萃

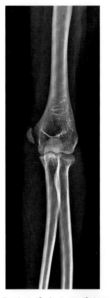
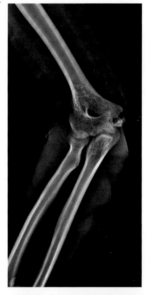
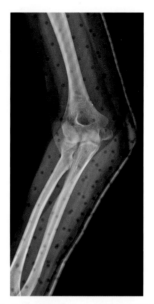

（a）Ⅰ型肱骨内上髁骨折X线片　（b）Ⅱ型肱骨内上髁骨折X线片　（c）Ⅲ型肱骨内上髁骨折X线片

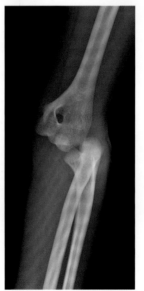
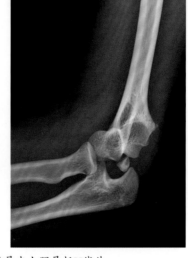

（d）Ⅳ型肱骨内上髁骨折X线片

图6-1-27　肱骨内上髁骨折各型X线片

为主，患肢肢体有环形压痛，严重者伴有肘关节脱位可出现有上臂畸形，触摸有异常活动和骨擦音者；此外，由于内上髁后方为尺神经沟，内有尺神经通过，骨折可引起尺神经完全或不完全麻痹。X线检查对肱骨内上髁骨化中心出现患者（6岁以上）有阳性症，不仅可以确诊骨折，还可以明确骨折部位、类型及移位情况，以供手法整复提供参考。对于内上髁骨化中心尚未出现患者，X线检查容易出现漏诊，应根据症状和查体完善MR检查。根据受伤史、临床表现和X线或MR检查可明确诊断。

【辨证论治】

所有的肱骨内上髁骨折均可先予手法整复保守治疗，整复失败或者合并尺神经损伤需探查者可行手术治疗。

1. 整复方法

无移位的 I 型骨折不需整复；Ⅱ 型骨折，以右侧患肢为例，曲肘90°～100°，前臂旋前位，腕、指关节屈曲，以放松前臂屈肌，术者用左手固定患者前臂，右手拇指将骨折块向后上推挤，直至骨折端吻合即可；Ⅲ、Ⅳ 型骨折，以右侧患肢为例、术者左手固定患者前臂，右手把握患肢肘关节使患者作前臂旋后、肘关节伸直外翻、腕指背伸动作，通过紧张前臂屈肌及旋前圆肌，牵拉骨折片，并增大肘关节间隙，以帮助骨折块离开关节间隙，一般骨折块离开关节面肘关节半脱位及脱位即可自行复位，再按 Ⅱ 型骨折手法复位进行整复即可。见图6-1-28。

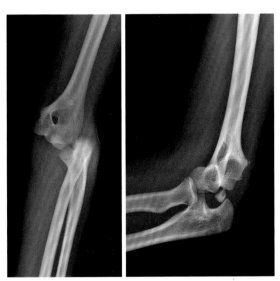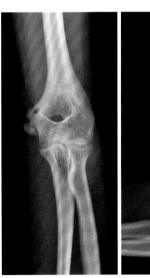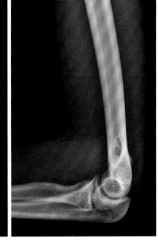

（a）右肱骨内上髁复位前X线片示肱骨内上髁骨折并肘关节后脱位　　　　　　（b）复位后X线片示对位对线良好

图6-1-28　肱骨内上髁骨折复位前后X线片

2. 固定方法

（1）石膏固定：对于无明显移位的 I 型骨折复位后可予上肢石膏固定于肘关节屈曲90°、前臂旋前或者中立位，固定3～4周，石膏塑形时需在内上髁加压塑形。

（2）夹板固定：可用于所有类型肱骨内上髁骨折，夹板制作与肱骨髁上骨折相同，为三夹板固定，压垫放置时，内侧压垫加厚，放置于内上髁外侧稍下方，固定体位为前臂中立肘关节屈曲90°，为期4～5周。

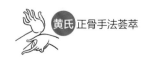

3. 康复治疗

（1）功能锻炼：治疗期间应鼓励患者积极进行适当的练功活动。初期先让患者握拳，屈伸腕关节，尽力收缩上肢肌肉等活动。后期可练习关节各个方向活动，活动范围及力量应循序渐进。

（2）物理治疗：可进行中药外洗或理疗等。

4. 药物治疗

按照骨折三期辨证施治。

【预防和调护】

保持前臂中立位，以放松前臂屈肌维持骨折块相对稳定。手、前臂肿胀时，可嘱患者每日自行轻柔按摩手和前臂。

【经验小结】

骨折整复时需注意到内上髁后方为尺神经沟，内有尺神经通过，手法应尽量轻柔，避免过重手法激惹或者牵拉挫伤尺神经，一般的尺神经牵拉挫伤多在3个月内自行缓解，如症状无明显缓解需及时切开探查有无神经卡压。肱骨滑车骨化中心出现要晚于肱骨内上髁，故肱骨内髁骨折极其容易与内上髁骨折相混淆，造成误诊，其中前者为关节内骨折，复位要求远高于后者。

【研究进展】

目前，肱骨内上髁骨折有多种治疗方法，主要分为保守治疗和手术治疗，但对治疗方案的选择仍有争议，有的观点认为内上髁为屈肌腱止点，只要条件允许即应手术治疗，手术治疗可允许患者尽早功能锻炼，避免内侧韧带纤维化导致肘关节不稳定，有的观点认为，所有类型的肱骨内上髁骨折都可先手法保守治疗。

笔者认为，肱骨内上髁骨折应根据骨折情况及患者情况决定，手术应严格遵循其适应证：闭合复位失败（骨折块移位大于5mm，并有反转移位），肘关节不稳定，尺神经损伤需要探查。大多数患者通过保守治疗达到满意效果，但不论是保守治疗还是手术治疗，都应在保证骨折稳定前提下尽早功能锻炼，最终目的都是使骨折端达到骨性愈合，使患者早日投入到工作、生活当中。

七、肱骨外上髁骨折

【概述】

肱骨外上髁骨折临床上多见于成年人。如发生在儿童常表现为肱骨外上髁骨骺分离。肱骨外上髁，往往可因肱骨小头骨骺的延伸而骨化，但偶尔形成一个独立的骨化中心。肱骨外上髁骨骺骨化时间，男性为9～11岁，女性为9～12岁，与肱骨外髁融合时间男性为16～17岁，女性为13～15岁，个别人可超出上述范围。指总伸肌起点附于其上方，肱骨外上髁骨化中心形状常不规则，可与骨折相混淆。与内上髁相比，这一特殊外上髁的损伤在临床上极为罕见。见图6-1-29。

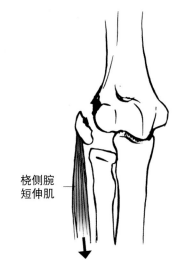

桡侧腕短伸肌

图6-1-29 肱骨外上髁骨折

【病因病机】

肱骨外上髁骨折多由暴力引起，常为间接暴力。跌倒时，前臂过度旋前内收，在内翻应力作用下，伸肌腱急骤收缩而造成外上髁骨折或者骨骺分离。按分离的程度，可分为轻度分离、60°翻转分离和180°翻转分离。直接暴力撞击外上髁骨骺是引起分离的重要原因。损伤严重的部分病例可合并肘关节脱位或者其他肘部骨折。

【临床表现与诊断】

常有明显外伤史；伤后肘部呈半屈曲位，肘伸屈活动明显受限。移位不明显的骨折，肘部外观无明显畸形，常表现为局限于肱骨外上髁部的肿胀及局部疼痛与压痛。有明显移位骨折，局部疼痛、肿胀严重，可见皮下瘀斑。局部出血不多时可触及移位的骨折块或者浮动的骨骺，若合并肘关节脱位，畸形更明显。内上髁骨骺撕脱并嵌于关节内是很常见的，而肱骨外上髁骨骺的相应损伤则极少见，部分病例可伴肘关节脱位，或其他肘部骨折。因此，在注意明显骨折时，不可忽略肱骨外上髁骨骺分离。当合并外侧副韧带损伤和局部压痛难以明确诊断时，可在前臂内翻位作X线正位摄片，可见肘关节外侧间隙加大。同时肘内翻活动引起关节的不稳定感和疼痛（肘外侧）加剧等，都有助于损伤的诊断。肱骨外上髁骨折和肱骨外髁骨骺分离的鉴别一般不难，可从X线片所见骨折片的大小和形态做出诊断。根据受伤史、临床表现和X线或MR检查可明确诊断。

【辨证论治】

肱骨外上髁骨折和肱骨外上髁骨骺分离整复效果不佳，将影响到肱骨外上髁的生长发育，因此复位要求良好的骨折面对合，避免产生严重的肘外翻畸形。但较大的儿童（外上髁骨骺与肱骨融合之前）发生肱骨外上髁骨折时，肘外翻畸形的发生则相对较少，并且一旦发生，也会由于正常的外翻携带角的存在而被掩盖，但这一损伤应妥善地

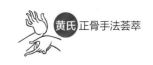

加以处理，处理方案和肱骨内上髁骨折相同。若骨折移位严重的，经闭合手法复位不成功者，应考虑切开整复克氏针内固定。对细小的骨折片，可行摘除。若骨骺分离则予以缝合固定。

1. 复位方法

患者仰卧，患肢外展，屈肘关节60°～90°，术者位于患侧，用两手稍作对抗牵引后，右手拇指、食指推按骨折块，曲肘90°前臂旋后位，将骨折块捺正、旋转、捺入骨折部。若合并肘关节脱位，则应先整复肘关节脱位，再行手法纠正外上髁骨折移位。

2. 固定方法

骨折复位后，一手拇指压于骨折块，维持其对位，肘关节屈90°和前臂旋前位，采用内、外、后侧3块夹板作超肘关节固定3周，夹板规格和固定方法与肱骨内上髁骨折相同。

3. 康复锻炼

肱骨外上髁骨折整复固定后作康复锻炼与肱骨内上髁骨折相同。

4. 药物治疗

按骨折三期辨证施治。

【疗效评定标准】

优：骨折块解剖复位或者接近解剖复位。

良：骨折块旋转移及翻转移位均矫正，侧方移位2mm以内。

尚可：骨折块的旋转及翻转移位均矫正，侧方移位未完全矫正且大于2mm小于4mm者。

差：骨折块翻转及旋转移位均未矫正。

【经验小结】

肱骨外上髁骨折愈后一般较好，因为这种损伤仅发生在接近骨骼成熟的儿童，故伴发生长停止的危险极少。

八、肱骨小头骨折

【概述】

肱骨小头骨折是一种肱骨远端关节面骨折，占肘部损伤的0.5%～1%，各种年龄段均可出现，单纯的肱骨小头骨折多见于成人，合并部分外髁的肱骨小头骨折多见于儿童。在广州市正骨医院，平均一年有20例的本病患者。

【病因病机】

肱骨小头位于肱骨下端桡侧，向前方凸出，呈圆形光滑结构。肘关节屈伸时，桡骨小头顶端关节凹形面与肱骨小头前后关节面相互咬合。当肘关节轻度屈曲时，传导暴力自下而上经桡骨传至肘部，桡骨小头成锐角撞击肱骨小头，在肱骨小头与肱骨干骺端形成剪切力，可将肱骨小头自其附着部剪切下来，并可能发生向掌侧向上方移位。

【临床分型】

临床上，肱骨小头骨折可分为三种不同类型的骨折。

（1）完全骨折：又称Hahn-Steinthal骨折。骨折块即为肱骨小头，有时也带有滑车外1/3或外侧半部，但有时也可不波及滑车，仅局限于肱骨小头本身。

（2）边缘骨折：又称Kocher-Lorenz骨折。边缘骨折波及肱骨关节软骨面和其下方的少许骨折。

（3）关节软骨挫伤：致伤力不足以导致发生完全或部分骨折时，就可导致肱骨小头关节软骨挫伤。

【临床表现与诊断】

骨折常有明显外伤史，伤后肘部肿胀以肘外侧和肘窝部为甚，疼痛及压痛限于肘外侧或者肘前侧，肘关节屈伸活动受限，被动屈曲90°～100°时痛甚并有阻力感，如合并尺侧副韧带损伤时，可有相应压痛，肘关节被动外翻不稳定。X光检查具有特征性，侧位片常可看到典型"双弧形"征，正位片有利于骨折判断骨折块大小及形态，但需要注意，骨折块包含不显影的软骨面，尤其是儿童骨骺未显影，骨折块远比X光上显示的要大。有的肱骨小头和滑车同时发生骨折，移位的骨折片与肱骨下端重合容易造成误诊，需行CT平扫及三维重建明确诊断。根据受伤史、临床表现和X线、CT线检查可明确诊断。见图6-1-30。

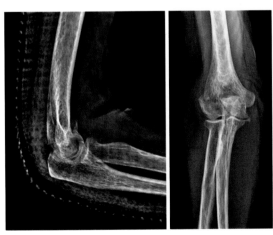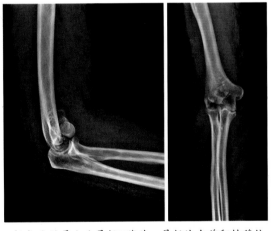

（a）右肱骨小头骨折X线片，骨折块向桡侧移位　　（b）右肱骨小头骨折X线片，骨折块向前翻转移位

图6-1-30　肱骨小头骨折X线片

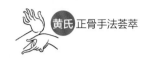

【辨证论治】

肱骨小头骨折属于关节内骨折，应严格按照关节内骨折治疗要求，力求解剖复位。肱骨小头骨折块前部关节面向前凸起呈半球状，当屈曲肘关节时，骨折块与略呈凹陷的桡骨小头关节面恢复接触，能保持复位后骨折块的稳定。故闭合复位手法整复是首选方案，复位失败者可手术治疗。

1. 整复方法

患者取坐位或仰卧位，患肘屈曲30°左右（以肘关节伸直为0°）。一助手固定上臂，另一助手用一手牵拉前臂，另一手拇指压住肘窝内侧以防止骨折片向肘内侧旁滑移。术者用拇指在肘外侧触至骨折片，然后将骨折片向后向内用力推按，即可压入肱桡关节间隙。当骨折片复位时，可听到一响声，提示骨折已复位，然后屈肘100°，行夹板固定，骨折片即不易再脱出。

2. 固定方法

肘关节屈曲90°，前臂旋后位超肘石膏托或者夹板固定3～4周。

3. 康复治疗

（1）功能锻炼：治疗期间应鼓励患者积极进行适当的练功活动。骨折复位固定后，即可做腕关节和指间关节的屈伸活动，以及肩关节上举、内旋、外展活动。2周后，可做轻微的肘关节屈伸功能活动。拆除外固定后，加强肘关节屈伸功能锻炼。

（2）物理治疗：可进行中药外洗或理疗等。

4. 药物治疗

按照骨折三期辨证施治。

【预防和调护】

手、前臂肿胀时，可嘱患者每日自行轻柔按摩手和前臂。

【经验小结】

肱骨小头骨折属于关节内骨折，骨折包含不显影的软骨面及骨骺，临床上应对此类骨折予以重视，切勿仅凭X线检查判断骨折块大小，三维CT检查可明确诊断。肱骨小头骨折首选手法整复，稳定的肱骨小头骨折整复成功后很少发生再次移位。

【研究进展】

目前，肱骨小头骨折治疗方法主要分为保守治疗和手术治疗。但在治疗的选择上仍有争议性，有的学者认为肱骨小头骨折应首选手法复位，但有的学者认为保守治疗由于其成功率较低，容易加重患肢肿胀，不利于手术，应放弃这一疗法。此外，在手术方案的选择上，肱骨小头骨折片是否该切除问题上也存在争议，有的学者认为小的骨折片切除会影响关节面完整，引起创伤性关节炎，而较大的骨折块切除则不仅影响关节稳定，还会遗留广泛的关节粘连而限制肘功能。也有学者认为，肱骨小头骨折块即使固定也容易出现缺血性坏死，手术切除并不影响肘关节稳定。

笔者认为，肱骨小头骨折可先行手法复位，复位不成功者手术治疗，较小的骨折片或者骨折粉碎严重无法内固定者可手术摘除骨折片。近年来，随着微创技术的开展，大大降低了手术对肘部软组织的损伤，降低了骨化性肌炎的出现的概率，对肘关节功能恢复具有积极意义。

九、肱骨小头骨骺分离

【概述】

肱骨小头骨骺分离为儿童少见的肘部骨折，肱骨小头的骨骺在1～2岁即出现，16～18岁融合，儿童由于肘部骨骺出现时间不一，诊断上容易出现混淆与漏诊。

【病因病机】

肱骨小头与肱骨干的正常解剖关系，是小头骨骺向前倾斜，形成30°～50°的前倾角（干骺角）。融合后肱骨小头位于肱骨下端前外侧，是一个向前下方凸出的圆而光滑的小结节，系肱骨外髁的前面部分，其表面大部分受关节软骨所覆盖。向前凸起成半球形，其外缘和肱骨外上髁相接，整个肱骨小头均在关节内。跌倒时肘伸直位手掌撑地，外力沿桡骨传导到肘部，桡骨头与肱骨小头撞击，导致肱骨小头骨折，同时引起内侧软组织损伤。儿童由于存在关节结构的特殊性，骺软骨板的强度远不及肌腱、韧带和关节囊，当作用于关节部位的暴力尚不足以引起韧带或关节囊损伤之前，以超过软骨板所能耐受的程度，首先造成软骨板的破裂，形成骨骺分离。骨折时骨折块绝大多数向外侧及前上方移位，偶可见肱骨小头向外及后下移位，严重者可见后下方翻转移位，可伴有桡骨近端损伤或肱骨髁上骨折、肘关节脱位等。

【临床表现与诊断】

常有明显外伤史，患者多为儿童；肘部疼痛肿胀，压痛往往局限于肘窝前外上方，肘关节屈伸活动疼痛性受限，肘后三角位置正常，骨折移位明显者可在皮下触及移位的骨骺，合并肘关节脱位者可出现肘关节畸形弹性固定等。X线检查时，可根据肱骨近端干骺角（前倾角）及cohn线来判断：肱骨近端干骺角（前倾角）大或小于正常的前倾角度（正常在30°～50°），或肱骨小头骨骺离开cohn线向前移，即可诊断为肱骨小头骨骺

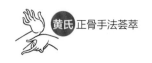

移位。根据受伤史、临床表现和X线检查可明确诊断。

【鉴别诊断】

肱骨小头骨骺分离当与肱骨远端骨骺分离相鉴别，两者比较后者仅显示肱骨小头的移位，肱桡关节关系不变，桡骨纵轴线仍通过肱骨小头骨化中心。而肱骨小头骨骺分离时，肱桡关节的关系发生改变，桡骨纵轴线不通过肱骨小头骨化中心。只要掌握这一特征，即可确诊。

十、桡骨小头骨折

【概述】

桡骨小头骨折是成年人常见的肘部骨折，因其无明显畸形，疼痛症状较轻，临床上容易漏诊。在广州市正骨医院，平均一年有400例的桡骨小头骨折，文献记载，桡骨小头骨折的发生率占全身所有骨折的0.8%。

【病因病机】

桡骨小头多由间接暴力引起。跌倒时，肘关节伸直并在肩关节外展位着地，肘关节置于轻度的外翻位，桡骨头撞击肱骨小头引起骨折。由于桡骨头与其颈、干并不排列在一直线上，而是向桡侧偏与颈部连接，因而桡骨头外侧1/3的骨小梁不与颈、干部垂直，为力学薄弱部分，当暴力导致桡骨头与肱骨小头相撞击时，对桡骨小头造成向外的剪切力，使桡骨小头外1/3骨折机会明显增多。

【临床分型】

临床上常采用Mason分类法分为四型。

Ⅰ型：桡骨头骨折无移位，骨折线可以经过桡骨头边缘或者劈裂状，有时斜形通过关节面。

Ⅱ型：桡骨小头骨折并有分离移位，骨折块可嵌插于关节间隙或者游离于肱桡关节外侧缘。

Ⅲ型：桡骨小头粉碎性骨折，骨折片呈爆裂状，常向周围分离。

Ⅳ型：桡骨小头骨折合并肘关节后脱位。

【临床表现与诊断】

骨折常有外伤史，多为成年人。临床以肘外侧局限性疼痛肿痛，肘关节功能尤其前臂旋后功能受限明显。肘关节正侧位X线检查可发现骨折，并诊断其分型，对于骨折严重如粉碎性骨折或者X线片不明显的Ⅰ型骨折者可行CT平扫及三维重建检查，以了解其骨折情况。综合受伤史、临床表现、X线片及CT检查可明确诊断。见图6-1-31。

【辨证论治】

桡骨小头与肱骨小头相互吻合形成肱桡关节，同时桡尺关节的旋转轴心通过桡骨颈中心及三角纤维软骨附着点，并垂直穿过桡骨颈关节面，因此桡骨小头骨折不仅影响肘关节屈伸活动，还会影响前臂旋转功能。桡骨小头骨折治疗目的应在于恢复肘关节屈伸功能及前臂旋转功能。Ⅰ型骨折

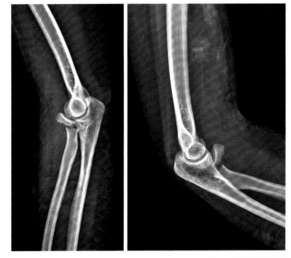

图6-1-31　右桡骨小头骨折X线片示骨折块向掌侧移位

无明显移位，可保守治疗；Ⅱ型及Ⅲ型骨折可先行手法复位，一般认为复位后桡骨头倾斜在15°，或者侧方移位不超过1/3，压缩移位小于3mm者可考虑保守治疗，失败者可选择手术治疗；Ⅳ型骨折先手法整复脱位，使之变为前三型骨折后，按照其骨折类型治疗。

1. 复位方法

有肘关节脱位者先整复肘关节脱位，具体见肘关节脱位一章。脱位整复后，一助手固定患者上臂，术者一手固定患者腕部，另一手置于前臂上端将肘关节伸直，并旋转前臂，使桡骨头达到呈现明显凸出位置。内收肘关节，加大肱桡关节间隙。在肘内侧给予对抗阻力同时，术者用拇指自桡骨头下外方向内推压桡骨头，同时令前臂做旋转活动，骨折即可复位。

2. 固定方法

（1）石膏固定：对于无移位或轻度移位的Ⅰ型骨折可予上臂石膏固定肘关节于屈曲90°，前臂中立位或者旋后位固定3～4周，石膏塑形时应在桡骨头外下方加压，防止骨折移位。

（2）夹板外固定：Ⅱ、Ⅲ、Ⅳ型骨折整复位置满意后，采用肘关节屈曲90°，前臂中立位或者旋后位3夹板超肘关节固定3～4周。夹板制作要求内外侧夹板长度为自桡尺骨茎突至尺骨鹰嘴后3cm，宽度约为前臂横径2/3，底板自三角肌下缘至腕背横纹，宽度为肘横径3/4。压垫放置时桡骨头外侧放置一压垫以防止其移位。

3. 康复治疗

（1）功能锻炼：整复固定后即可以作手指、腕关节屈伸活动，并可以作握拳及肩关

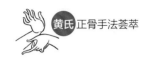

节功能锻炼，禁止前臂旋转活动。2周后逐渐作肘功能伸展运动，3周后解除外固定可逐渐作前臂旋前运动。

（2）物理治疗：可进行中药外洗或理疗等。

4. 药物治疗

按照骨折三期辨证施治。

【预防和调护】

治疗期间注意观察患肢血运，定期检查石膏、夹板固定情况，并注意有无桡神经深支损伤表现。

【经验小结】

桡骨小头骨折患者大多数合并有肘关节内侧韧带损伤，因此在注意到骨折的同时应该完善相关检查。

十一、桡骨头骨骺分离骨折

【概述】

桡骨小头骨折常发生于儿童，该年龄段患者桡骨头骨骺尚未闭合，因此，骨折时常为骨骺分离，占儿童肘部骨折的4.5%～5.8%。

【病因病机】

桡骨小头骨化中心出现于4～5岁，闭合时间为16～20岁。桡骨小头受暴力作用时，力学最薄弱的骺板最先受到损伤，出现骨骺分离，故儿童极少发生桡骨小头骨折。跌倒时，肘关节屈曲，前臂旋前位，自下向上的暴力及自上而下的重力传导至肘部，导致肱骨小头与桡骨小头发生激烈碰撞，并由内后向外侧产生剪切力，引起骨骺分离。骨骺部常有骺板和干骺端三角形骨片一并分离或移位，其外侧骨膜相连。骨折后，骨折块可向外、向后及向前等方向移位，临床上可根据其移位情况分为以下几型。

外侧型：桡骨头向桡侧横移或者倾斜，桡骨小头关节面指向桡侧。

后外侧型：桡骨头向桡侧后侧移位，桡骨小头关节面指向后侧桡侧。

前外侧型：桡骨头向桡侧前侧移位，桡骨小头关节面指向前侧桡侧。

【临床表现与诊断】

骨折有明显外伤史。肘前疼痛、肿胀，查体肘前外侧压痛剧烈，触摸可有异常活动和骨擦音，肘关节无畸形，肘后三角位置正常。X线片检查，对骨骺骨化中心尚未出现患者诊断较为困难，可根据干骺端的折裂或者三角形骨片辅助诊断，骨化中心出现的患者X线下呈"歪戴帽"状，桡骨骨骺与桡骨干纵轴呈30°～60°甚至90°。根据受伤史、临床表现和X线片检查可明确诊断。

【辨证论治】

桡骨小头骨骺分离属于Salter-Harris分型的Ⅰ型与Ⅱ型，良好的复位不影响日后的形态功能，轻度的移位在日后生长发育过程中常能塑形改造，故绝大多数桡骨小头全骺分离可尝试手法复位，位置良好者可考虑保守治疗，失败者选择手术治疗。

1. 整复手法

（1）外侧型，患者取仰卧位，两助手分别固定患者上臂及前臂，维持患者前臂旋后肘关节伸直内收位对抗持续牵引，以扩大肘关节外侧间隙。术者用两拇指向上向内推挤桡骨头盘状关节面外侧缘，其余手指握持前臂上端对抗作用，即可复位。

（2）后外侧型，患者仰卧位，两助手分别固定上臂与前臂，维持患者前臂旋前位，肘关节伸直内收位对抗持续牵引，术者用两拇指向上向前推挤桡骨头下缘，其余手指握持前臂上端对抗作用，同时助手配合将前臂旋后并屈曲，即可复位。

（3）前外侧型，患者仰卧位，两助手分别固定上臂与前臂，维持患者前臂旋后位肘关节伸直内收位对抗持续牵引，术者用两拇指向上向后推挤桡骨头下缘，其余手指环抱前臂上端对抗作用，同时助手将患者前臂旋前，即可复位。

2. 固定方法

（1）石膏固定：对于无移位或轻度移位的骨折可予上臂石膏固定于肘关节屈曲90°位，前臂中立位固定3～4周，石膏塑形时应在桡骨头加压，防止骨折移位。

（2）夹板外固定：有移位骨折整复位置满意后，采用肘关节屈曲90°，前臂中立位3夹板超肘关节固定3～4周，夹板制作规格同桡骨小头骨折。压垫放置时，根据桡骨头移位情况，如外侧型可在桡骨头稍下方加放压垫，后外侧可在外侧及后侧加放压垫，前外侧可在前方及外侧加放压垫。

3. 康复治疗

（1）功能锻炼：整复固定后即可以作手指和腕关节的屈伸活动，并可以作握拳及肩关节功能锻炼，禁止前臂旋转活动。2周后逐渐作肘关节伸展运动，3～4周后解除外固定可逐渐作前臂旋前运动。

（2）物理治疗：后期可进行中药外洗或理疗等。

4. 药物治疗

按照骨折三期辨证施治。

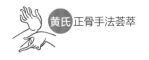

【病案分享】

李某，女，10岁，跌倒致右肘部肿痛活动受限4小时来院就诊。X线片检查提示右桡骨小头骨骺分离骨折，移位明显，予手法复位夹板固定后复查X线片（见图6-1-32）及CT检查（见图6-1-33），提示骨折端对位对线良好。6周后拆除外固定，8周后右肘关节功能基本恢复正常。

复位操作见图6-1-34、图6-1-35。

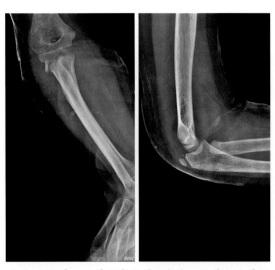

（a）右桡骨小头骨折复位前X线片示桡骨小头骨骺向外后移位　（b）右桡骨小头骨折复位后X线片示对位对线良好

图6-1-32　右桡骨小头骨折复位前后X线片

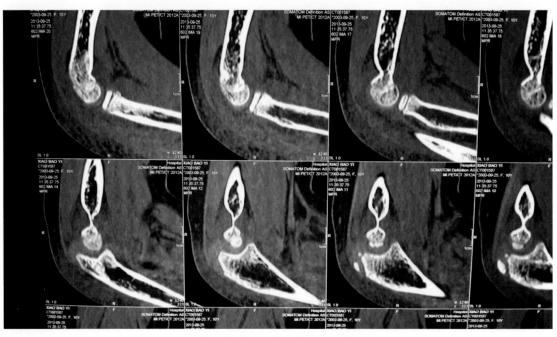

（a）右桡骨小头骨折复位后CT检查

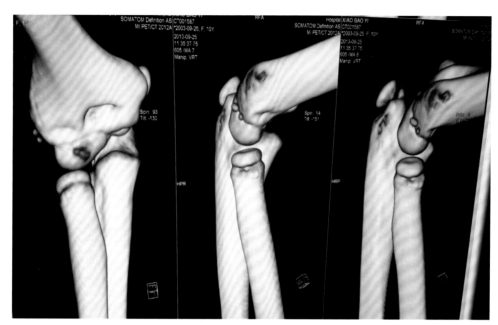

（b）右桡骨小头骨折复位后CT三维重建

图6-1-33 右桡骨小头骨折复位后检查显示骨折对位对线良好

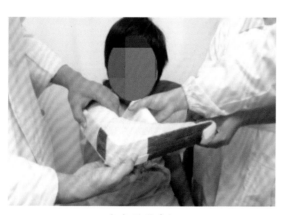

（a）放置底板

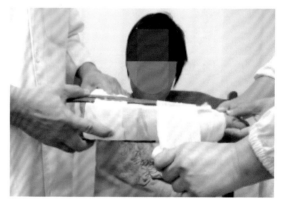

（b）放置内外侧侧板

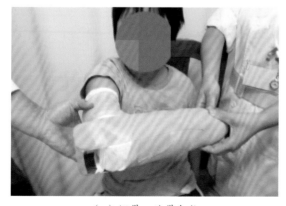

（c）绷带、边带包扎

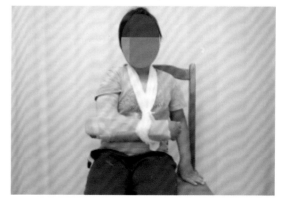

（d）三角巾悬吊固定

图6-1-34 桡骨小头骨骺分离包扎固定示意图

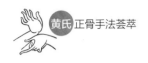
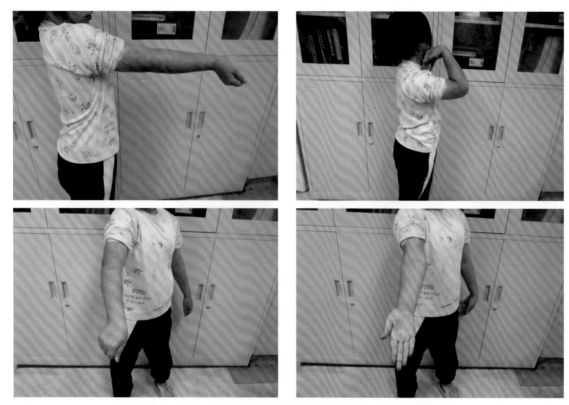

图6-1-35　右桡骨小头骨折2个月后肘关节功能恢复情况

十二、尺骨鹰嘴骨折

【概述】

尺骨鹰嘴位于尺骨近端后方，呈弯曲状突起于皮下，形似鹰嘴。其与前方的尺骨冠状突构成半月切迹，该切迹与肱骨滑车形成肱尺关节，为肘关节屈伸枢纽。鹰嘴骨折常发生于成年人，除少量骨折为撕脱性骨折外，大多数骨折为波及半月状关节面的关节内骨折。根据文献报道，尺骨鹰嘴骨折约占肘关节周围骨折的10%，占全身骨折的1%。

【病因病机】

尺骨鹰嘴骨折可因直接暴力或间接暴力造成，或者两种暴力同时作用所致。间接暴力如跌倒时，肘关节处于半伸位，手掌部撑地，自上而下的重力与自下而上的暴力传导至尺骨半月状切迹，同时肘关节突然屈曲，肱三头肌反射性快速剧烈收缩，引起尺骨鹰嘴撕脱性骨折，骨折线多为横行或短斜型，常不累及关节面。直接暴力，如肘关节屈曲，肘部遭受外物撞击，或者跌倒时，肘后部着地，鹰嘴受撞击导致骨折，骨折多为粉碎性，累及关节面。由于尺骨冠状突为肱肌附着点，鹰嘴为肱三头肌附着点，骨折后，通常以肱骨远端（滑车部）为支点，至骨折背侧张开或者分离移位。儿童鹰嘴短而粗，关节软骨和骨骺软骨层较厚，容易产生骨–软骨骨折。

【临床分型】

临床上可根据骨折块移位情况分为两型。

Ⅰ型：无移位或移位小于2mm。

Ⅱ型：骨折移位大于2mm。

【临床表现与诊断】

常有明显外伤史，局限于肘后方的疼痛肿胀，查体肘后方压痛明显，由于关节内积液可出现鹰嘴相侧凹陷处隆起，可触及骨折块，肘部屈曲疼痛性受限。X线检查可了解尺骨鹰嘴的骨折移位情况。根据病史、症状、查体及X线检查可明确诊断。见图6–1–36。

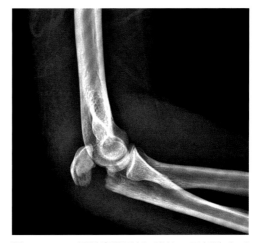

图6–1–36 尺骨鹰嘴骨折X线片，骨折块向后侧移位

【辨证论治】

尺骨鹰嘴部位骨折大部分是关节内骨折，治疗应以维持肘关节伸肌力量、避免关节面不平滑、恢复肘关节稳定性、防止肘关节僵硬为治疗目的。骨折无明显移位或者移位不显著的粉碎性骨折，肘关节屈曲至90°骨折线不增宽且能自主伸屈肘关节，提示肘关节稳定性良好，可保守治疗。骨折移位明显，超过2mm，可先手法整复，整复失败者可考虑手术治疗。

1. 整复手法

患者侧卧位，肘关节半伸直前臂中立位，以放松肱三头肌。一助手固定前臂，术者双手紧握上臂，两拇指固定骨折块向远端推挤，同时嘱助手缓慢轻度屈伸肘部数次，纠正残余移位，恢复关节面完整。见图6–1–37。

2. 固定方式

无明显移位的撕脱性骨折及粉碎性骨折，可予以前臂中立位肘关节伸直135°超肘石膏固定，固定时间为3～4周。有移位骨折经手法复位成功者，可用超肘石膏固定于前臂半屈曲位（肘关节135°）、肘关节中立位固定3～4周。

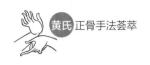
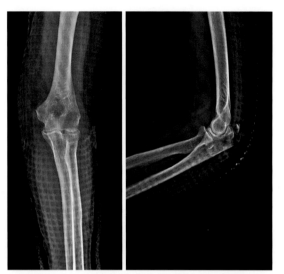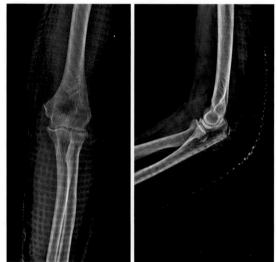

（a）左侧尺骨鹰嘴骨折复位前X线片，骨折块向后移位　　　（b）复位后X线片，对位对线良好

图6-1-37　尺骨鹰嘴骨折复位前后X线片

3. 康复治疗

（1）功能锻炼：治疗期间应鼓励患者积极进行适当的练功活动。初期先让患者握拳，屈伸腕关节同时活动肩关节。3～4周后逐渐恢复肘部屈伸功能锻炼。

（2）物理治疗：后期可进行中药外洗或理疗等。

4. 药物治疗

按照骨折三期辨证施治。

【经验小结】

尺骨鹰嘴骨折特别是暴力导致的严重粉碎性骨折时可合并尺神经损伤，临床检查应仔细评定神经功能，以便及时处理。X线检查对诊断尺骨鹰嘴骨折具有重要意义，临床上由于患者疼痛及拍片操作人员原因常常得出的X线片为轻度倾斜的侧位片，并不能完全反映出骨折长度、粉碎程度、桡骨头移位程度等，对治疗造成影响。

【研究进展】

目前，尺骨鹰嘴骨折有多种治疗方法，主要分为保守治疗和手术治疗。现在观点认为，无移位及轻度移位的骨折可考虑保守治疗；而对于移位骨折，尚有争议。有学者认为尺骨鹰嘴骨折可先尝试手法复位，复位失败则采用手术治疗；也有的观点认为近端常受肱三头肌的牵拉而向上移位，单纯手法复位不易成功，多次反复手法复位易造成骨化性肌炎等多种并发症；外固定对关节部位骨折固定不牢或固定时间过长，致多数患者肘关节僵硬于半伸直位，影响早期关节活动，因此应选择手术治疗。不论是保守治疗还是手术治疗，最终目的都是使骨折端达到骨性愈合，使患者早日投入到工作、生活当中。

十三、尺骨冠状突骨折

【概述】

尺骨冠状突是尺骨鹰嘴上端前缘的骨性突起，为尺骨半月形关节面的组成部分，是稳定肘关节的"四柱"中的前柱和外侧柱重要组成部分。外伤可引起此处骨折，临床上多见于青壮年，亦可见于较大儿童，骨折通常合并肘部韧带断裂和肘部其他骨性损伤，既往处理此类损伤时，常侧重于治疗其他合并损伤，而忽略了尺骨冠状突骨折。在广州市正骨医院，平均一年有100例的尺骨冠状突骨折，文献记载，尺骨冠状突骨折的发生率占所有肘部骨折15%。

【病因病机】

尺骨冠状突骨折多因间接暴力引起。跌倒时，肘关节过伸位，暴力沿尺骨由下向上传导，身体重量自上向下冲击，导致冠状突与肱骨滑车碰撞发生骨折。常可伴尺骨鹰嘴、桡骨小头髁部骨折及肘关节后脱位。由于尺骨冠状突为肱肌附着点，跌倒时肱前肌剧烈收缩也可以引起其附着点撕脱骨折。

【临床分型】

临床上，根据骨折块大小常分为三型（Regan-Morrey分型）。

Ⅰ型：为冠状突顶点撕脱性骨折，可合并尺骨鹰嘴骨折、桡骨头骨折、肘关节脱位等损伤。

Ⅱ型：骨折块所带关节面小于冠状突关节面1/2，可合并尺骨鹰嘴骨折、桡骨头骨折、肘关节脱位等损伤。

Ⅲ型：骨折块所带关节面大于冠状突关节面1/2，可合并尺骨鹰嘴骨折、桡骨头骨折、肘关节脱位等损伤。

【临床表现与诊断】

常有明显外伤史，局限于肘前方的疼痛肿胀，查体肘前方局限性压痛，肘关节呈半伸直位，合并尺骨鹰嘴骨折、桡骨头骨折、肘关节脱位等损伤可有相应症状。X线检查可观察到骨折的形态及移位情况。根据受伤史、临床表现和X线检查可明确诊断。见图6-1-38。

【辨证论治】

绝大部分Ⅰ型、Ⅱ型骨折可通过手法复位保守治疗。骨折块嵌插于关节面形成"交

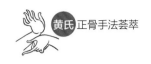
锁"型骨折及Ⅱ型骨折骨折较大，且旋转移位，经闭合复位不成功者可手术治疗。Ⅲ型骨折肘关节及其不稳，建议手术治疗。

1. 整复手法

一助手握持上臂，术者以一手握持患侧腕部，使患肢前臂旋后和肘关节半伸直，另一手托付患肘，并以拇指抵于肘窝骨折块处，垂直按压骨折块，同时徐徐屈曲肘关节至110°～130°，使之复位。合并肘关节后脱位可先整复脱位（具体参考肘关节后脱位一章），脱位整复后骨折块通常随之复位。

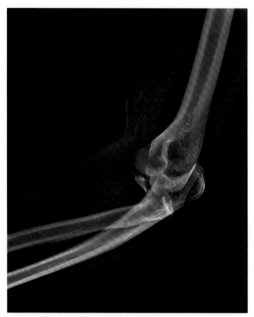

图6-1-38 左尺骨冠突骨折X线片，骨折块分离

2. 固定方法

无移位的尺骨冠状突骨折，用超肘石膏固定于前臂旋后、屈肘90°位3～4周。

有移位经整复后可予超肘石膏或单后侧超肘夹板固定于屈肘130°位1～2周，然后改成屈肘90°位固定2～3周。

3. 康复治疗

（1）功能锻炼：治疗期间应鼓励患者积极进行腕关节和掌指关节屈伸活动，3～4周可开始做肘关节屈伸活动，内固定治疗患者可根据损伤情况适当调整开始锻炼时间。

（2）物理治疗：后期可进行中药外洗或理疗等。

4. 药物治疗

按照骨折三期辨证施治。

【疗效评定标准】

优：肘关节伸直175°，屈40°，旋前90°，旋后85°，功能与健侧相同。

良：肘关节伸直170°，屈45°，旋前85°，旋后80°，功能基本正常无疼痛。

尚可：功能达不到上述者，有轻度疼痛或者弹响。

【经验小结】

尺骨冠状突骨折X线片检查时，正位片重叠严重显示不清，侧位片由于摄片时常非纯侧位片，若骨折块较小容易漏诊，此时可通过观察尺骨半月切迹是否光滑以判断有无骨折，如仍不能确诊时，可加做肘关节CT平扫及三维重建。儿童尺骨冠状突骨折片虽小，但因有不显影的骨骺软骨，实际上骨折块并不小，应予以重视。

【研究进展】尺骨冠状突在解剖学上主要提供了前关节囊的中央部分及内侧副韧带前面的支持点，对维持肘关节的稳定具有重要作用。若诊断或治疗不当，可导致肘关节脱位的并发症发生，如习惯性肘关节脱位，肘关节僵硬、屈伸功能受限，创伤性关节炎，肘关节不稳定，尺神经炎，异位骨化等。对冠状突骨折的治疗应首先恢复骨性解剖结构，其次应重视内侧副韧带的修复或重建，以期获得一个有利于肘关节功能恢复的解剖学基础。然而目前临床尚不清楚保持肘关节稳定的冠突高度最小需剩余多少。有研究认为，冠突丢失超过其高度的50%，尤其在桡骨头切除的情况下，肘关节将丧失其前方稳定性。

第二节　肘 部 脱 位

一、肘关节后脱位

【概述】

肘关节后脱位是最常见的肘关节损伤，常发生于青少年，成人和儿童也时有发生。在广州市正骨医院，平均一年有80多例的肘关节后脱位，绝大多数不需要手术治疗，手法复位外固定即可获得良好疗效。

【病因病机】

肘关节后脱位多由间接暴力引起，跌倒时手掌着地，肘关节完全伸直，前臂旋后位，由于人体重力和地面的反作用力引起肘关节过伸，尺骨鹰嘴顶端猛烈撞击肱骨下端的鹰嘴窝，形成力的支点。外力继续加强，引起附着于冠状突的肱前肌及肘关节囊前侧撕裂，造成鹰嘴向后移位，肱骨远端向前移位，形成脱位。由于肘后关节囊最为薄弱，且尺骨冠状突较鹰嘴突小，对抗尺骨向后的能力比对抗向前移位的能力差，故肘关节后脱位远比其他方向的肘关节脱位常见（图6-2-1）。

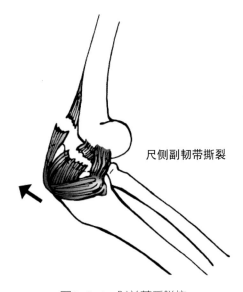

尺侧副韧带撕裂

图6-2-1　肘关节后脱位

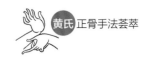

如跌倒同时肘关节受到内外翻应力作用，可发生肘关节后侧方脱位，常伴有侧副韧带损伤或内外髁撕脱性骨折。

【临床表现与诊断】

常有外伤史，肘部肿胀、疼痛、畸形、弹性固定于肘关节半屈曲位，肘前后径增宽，左右径正常，前臂外观短缩，肘窝饱满，肘后空虚凹陷，可触及后突的鹰嘴，肘后三角位置改变，X线检查可明确脱位情况及有无合并骨折。根据受伤史、临床表现和X线检查可明确诊断。

【辨证论治】

单纯肘关节后脱位可手法整复治疗；合并有骨折的，先整复脱位，整复后骨折位置良好可保守治疗，位置不理想可手术治疗；软组织嵌插影响手法整复或者有神经损伤需切开探查者可手术治疗。

1. 复位方法

患肢旋后位，一助手握住患肢上臂下端，术者一手握持患肢腕部，另一手托扶患肢肘部，先纠正侧方移位，移位纠正后与助手对抗牵引拔伸，一手拇指置于尺骨鹰嘴处向上推按，其余四指下压前臂近肘关节处，同时缓慢屈曲肘关节即可听到入臼声，提示脱位已复位（图6-2-2）。

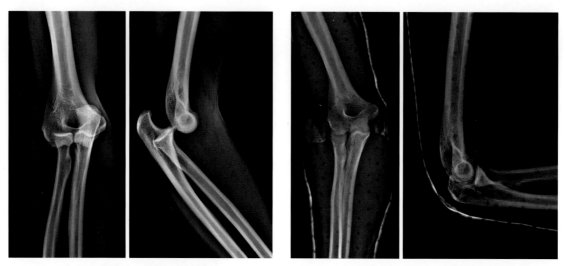

（a）右肘关节脱位复位前X线片　　　　　（b）复位后X线片，关节对合良好

图6-2-2　肘关节脱位复位前后X线片

2. 固定方法

超肘石膏托固定于肘关节屈曲90°，前臂旋后位，固定时间为2～3周。

3. 康复治疗

（1）功能锻炼：治疗期间应鼓励患者积极做掌指关节屈伸活动，两周后可逐渐做肘关节屈伸活动，范围及力量应循序渐进。

（2）物理治疗：可进行中药外洗或理疗等。

【预防和调护】

避免粗暴按摩和被动屈伸肘关节，以防止创伤性骨化肌炎发生。

【病案分享】

某患者，女，26岁，走路时不慎跌倒，右手掌撑地致伤，引起右肘关节处疼痛、肿胀、畸形及活动受限，伤后两小时来广州市正骨医院就诊。检查发现：右肘关节处肿胀、疼痛、畸形，肘关节屈伸功能障碍（如图6-2-3），X线片示：右肘关节后脱位（如图6-2-4），行手法整复，屈肘90°固定，复查X线片示：右肘关节后脱位已复位（如图6-2-5），3周后拆除外固定，技术后常规处理。1个月后复查：肘关节活动度已恢复正常。

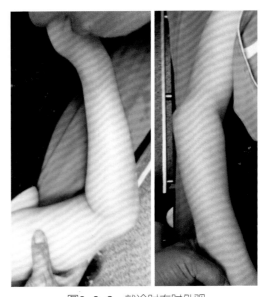

图6-2-3　就诊时右肘外观

操作手法示意图见图6-2-6，图6-2-7。

【经验小结】

儿童尤其鹰嘴骨化中心尚未出现的患者，单纯X线检查容易与肱骨髁上骨折等肱骨远端骨折相混淆，可根据查体肘后三角位置予以区分。需注意6岁以下的患者，由于关节囊强度远高于肱骨远端，外力作用时力学最为薄弱的肱骨远端常先发生骨折，故6岁以下患者肘关节脱位的概率极低，应优先考虑骨折。同时在整复的过程中手法宜轻柔，避免粗暴手法导致尺骨冠突骨折。

二、肘关节侧方脱位

【概述】

肘关节侧方脱位较为少见，多见于青少年，儿童因处于肘部发育时期，在外力作用下很少出现单纯侧方移位而表现为肘关节后外侧脱位或后内侧脱位。

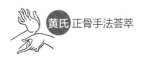
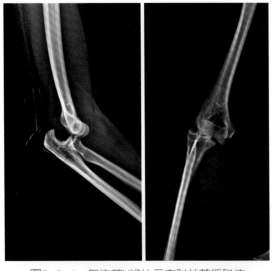

图6-2-4　复位前X线片示右肘关节后脱位

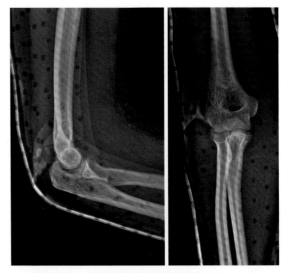

图6-2-5　复位后X线片示右肘关节对位良好

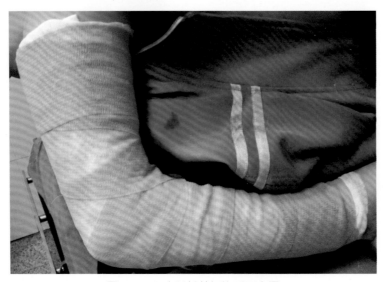

图6-2-6　右肘关节复位后固定图

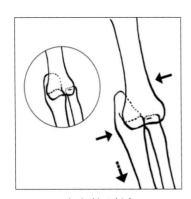

（a）纠正侧方

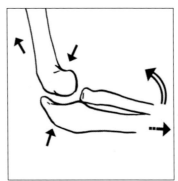

（b）牵引、按捺、屈肘

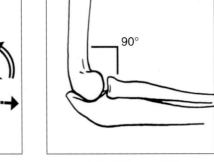

（c）屈肘90°固定

图6-2-7　肘关节后脱位复位示意图

【病因病机】

肘关节侧方脱位多由间接暴力引起，如传导暴力作用时，肘关节处于内翻或者外翻位，致肘关节侧副韧带损伤和关节囊撕裂，肱骨下端可从破裂的关节囊移位，尺桡骨向外侧或内侧移位。剧烈内外翻作用力下，由于前臂伸或者屈肌剧烈收缩作用可引起肱骨内外髁撕脱性骨折。

【临床表现与诊断】

常有外伤史，肘部肿胀、疼痛、畸形、弹性固定于肘关节半屈曲位，肘左右径增宽，肘后空虚凹陷，肘后三角位置改变，部分病例可出现神经损伤，X线检查可明确脱位情况及有无合并骨折。根据受伤史、临床表现和X线检查可明确诊断，见图6-2-8。

【辨证论治】

单纯肘关节后脱位可手法整复治疗；合并有骨折的，先整复脱位，整复后骨折位置良好可保守治疗，位置不理想可手术治疗；软组织嵌插影响手法整复或者有神经损伤需切开探查者可手术治疗。

1. 复位方法

患肢旋后位，一助手握住患肢上臂下端，另一助手握持患肢腕部作对抗牵引，术者双手环抱肘部脱位一侧向外方顶压，同时握住腕部的助手向内侧用力，形成"顶撬"手法，同时屈肘，听到沉闷的入臼声且患者环指及小指麻木感渐渐消失则表示复位成功，见图6-2-9。

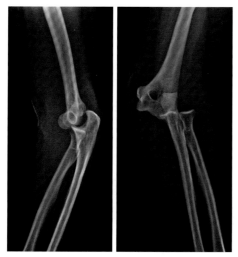

图6-2-8　右肘关节外侧方脱位X线片

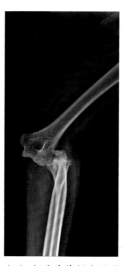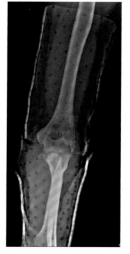

（a）右肘关节侧方脱位　　（b）复位后X线片示关节对合良好

图6-2-9　肘关节侧方脱位复位前后X线片

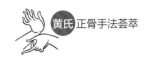

2. 固定方法

超肘石膏托固定于肘关节屈曲90°，前臂旋后位，固定时间为2~3周。

3. 康复治疗

（1）功能锻炼：治疗期间应鼓励患者积极做掌指关节屈伸活动，2周后可逐渐做肘关节屈伸活动，范围及力量应循序渐进。

（2）物理治疗：可进行中药外洗或理疗等。

【经验小结】

肘关节侧方侧脱位复位时，不要把侧方脱位变成后脱位，以免增加软组织损伤。内侧脱位常常为半脱位，合并软组织损伤不如外侧广泛严重，肘关节可有一定范围的屈伸活动，非常容易造成误诊，需结合X线片鉴别。

三、肘关节前脱位

【概述】

肘关节前脱位是较为少见的肘关节损伤，由于肘关节解剖结构的特殊性，尺骨半月切迹和肱骨滑车紧密结合，肘前后肌腱坚韧，不易发生前脱位，文献中仅有少数零星报道的病例。

【病因病机】

肘关节前脱位多由直接暴力引起，如跌倒时肘关节屈曲位着地造成关节囊破裂，随后尺骨鹰嘴受一向前的冲击暴力作用而导致鹰嘴骨折和肘关节前脱位。间接暴力多为旋转暴力，如跌倒时，手掌撑地，在前臂固定情况下沿上肢纵轴旋转，在外展、内收的旋转暴力作用下，首先造成肘内侧或外侧副韧带损伤和前内侧或前外侧关节囊破裂。尺骨鹰嘴脱离肱骨远端鹰嘴窝，通过破裂的前关节囊，向前内或前外侧移位，外力继续作用则可导致尺桡骨完全移位至肘前方。在内外翻应力作用下，再有前臂伸肌或曲肘肌急骤强力收缩，可同时发生肱骨内外上髁骨折。

【临床表现与诊断】

常有外伤史，肘部肿胀、疼痛、畸形、弹性固定，肘前后径增宽，左右径正常，前臂外观变长，肘窝隆起，可触及尺桡骨近端，鹰嘴肘后鹰嘴窝空虚凹陷，肘后三角位置改变，X线检查可明确脱位情况及有无合并骨折。偶有尺神经损伤情况，多为牵拉伤，多在3个月内自行恢复。合并肱动脉损伤可出现前臂缺血性痉挛症状，根据受伤史、临床表现和X线检查可明确诊断。

【辨证论治】

单纯肘关节前脱位可手法整复治疗；合并有骨折的，先整复脱位，整复后骨折位置良好可保守治疗，位置不理想可手术治疗；软组织嵌插影响手法整复或者有神经损伤、血管损伤需切开探查者可手术治疗。

1. 复位方法

采取逆损伤机制复位，如直接暴力引起的脱位复位时，采用肘关节伸直位，两助手辅助牵拉拔伸，术者一手对患肢前臂施加向下向后的压力，另一手对肱骨远端加向前的压力，听到清脆的入臼声即提示脱位已整复。旋转暴力引起的脱位可采用回旋手法和屈肘法，先将尺桡骨近端向尺侧或者桡侧推挤，使之绕过肱骨髁滑至肘后，再行牵引屈肘即可完成复位。合并尺骨鹰嘴骨折、内外上髁骨折者先整复脱位，脱位整复后根据骨折部位分别予手法整复（具体参考尺骨鹰嘴骨折、内外上髁骨折章节），见图6-2-10。

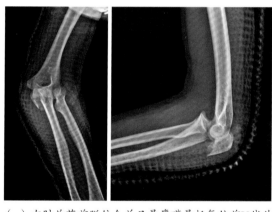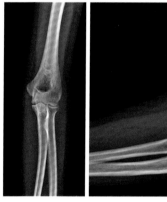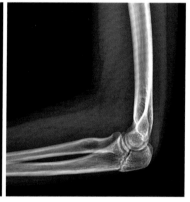

（a）右肘关节前脱位合并尺骨鹰嘴骨折复位前X线片　　（b）复位后X线片，关节对合良好，骨折对位对线好

图6-2-10　肘关节前脱位复位前后X线片

2. 固定方法

超肘石膏托固定于肘关节屈曲90°，前臂旋后位，固定时间为2～3周。

3. 康复治疗

（1）功能锻炼：治疗期间应鼓励患者积极做掌指关节屈伸活动，2周后可逐渐做肘关节屈伸活动，范围及力量应循序渐进。

（2）物理治疗：可进行中药外洗或理疗等。

4. 药物治疗

按照骨折三期辨证施治。

【预防和调护】

避免粗暴按摩和被动屈伸肘关节，以防止创伤性骨化肌炎发生。

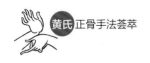

四、肘关节分裂型脱位

【概述】

肘关节分裂型脱位又称肘关节爆裂性脱位、肘关节分离脱位，临床上非常罕见，其特点是尺桡骨分离，肱骨下端嵌插于尺桡骨之间，并有广泛软组织损伤。

【病因病机】

多为间接暴力致伤。

【临床分型】

根据损伤机制及尺桡骨分离移位的位置常分为前后型和内外型两种不同类型。

前后型：较内外型常见，跌倒时，手掌撑地，肘关节呈近伸直位，前臂被动旋前，肘关节后脱位同时桡骨前脱位，加上重力由肱骨远端向下作用，将桡骨和尺骨分开，环状韧带、侧副韧带及骨间膜均发生撕裂，形成脱位。

内外型：非常罕见，多为前臂传导外伤所致，环状韧带及骨间膜撕裂后，尺桡骨分别向内侧、外侧移位，肱骨远端如楔子嵌插于尺骨和桡骨之间。

【临床表现与诊断】

常有外伤史，肘部肿胀、疼痛、畸形、弹性固定于肘关节半屈曲位，肘前后径或横径增宽，前臂外观短缩，肘窝饱满，肘后三角位置改变，X线检查可明确脱位情况。根据受伤史、临床表现和X线检查可明确诊断。

【辨证论治】

新鲜的肘关节分裂脱位，手法整复保守治疗为首选治疗方案。有软组织嵌插或桡骨头不能完全复位者应手术治疗。

1. 复位方法

（1）前后型：患肢前臂旋后位，两助手分别固定上臂与前臂做持续拔伸牵引，术者双手拇指置于肘窝前方桡骨头处向下按压，其余手指托住肘后对抗，并令助手屈曲患肢90°，脱位即可整复。

（2）内外型：患肢前臂旋后、肘关节伸直位，两助手分别固定上臂与前臂做持续拔伸牵引，术者双手分别置于尺骨近端内侧和桡骨近端外侧，向中心挤压，同时屈曲患肢肘关节即可复位，见图6-2-11。

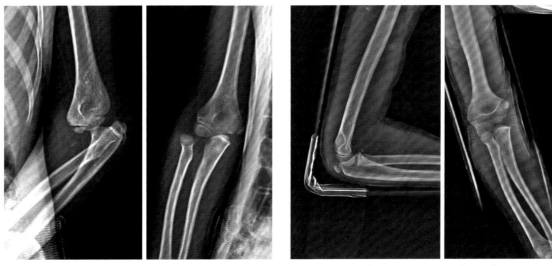

（a）右肘关节内外分裂型脱位复位前X线片　　　　（b）复位后X线片，关节对合良好

图6-2-11　肘关节分裂型脱位（内外型）复位前后X线片

2. 固定方法

超肘石膏托固定于肘关节屈曲90°，前臂旋后位，固定时间为2～3周。

3. 康复治疗

（1）功能锻炼：治疗期间应鼓励患者积极做掌指关节屈伸活动，2周后可逐渐做肘关节屈伸活动，范围及力量应循序渐进。

（2）物理治疗：可进行中药外洗或理疗等。

【经验小结】

肘关节分裂型脱位在复位时应当注意手法轻柔，尽量顺势牵引后再做整复。肘关节分裂型脱位前后型与肘关节后脱位临床表现极为相似，其主要鉴别点在于前者查体时肘窝前外侧可触及凸起的桡骨头，X线片检查也可以辅助鉴别。

五、桡骨小头半脱位

【概述】

桡骨小头半脱位，是幼儿时期特有且较为常见的肘部损伤，多见于4岁以下幼儿，多为牵拉外力致伤，故又称为"牵拉肘"。

【病因病机】

幼儿时期桡骨头发育尚未健全，桡骨小头周径与桡骨颈周径基本相同，同时环状韧带相对松弛，对桡骨头不能确实地稳定。当肘关节处于伸展位，手腕或前臂突然受到

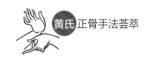

纵向牵拉时，桡骨头即可自环状韧带内向下脱位，而环状韧带近侧缘因关节腔负压增大而滑向关节间隙并嵌入肱桡关节腔内，阻碍桡骨头回纳，引起半脱位。患儿受牵拉时前臂所处的位置不同，发生的病理变化亦不同。当前臂处于旋前位受牵拉时，桡骨小头向后脱位，称旋前型，较多见；而前臂处于旋后位受牵拉时，桡骨小头向前脱位，称旋后型，较少见。

【临床表现与诊断】

常有上臂牵拉外伤史，肘部疼痛，无明显肿胀，患儿哭闹不止并拒绝患肢活动和使用，肘关节呈半伸直位前臂旋前位，桡骨头外侧压痛明显。X线检查常无异常。根据受伤史、临床表现和X线检查可明确诊断。

【辨证论治】

单纯桡骨小头半脱位采用手法复位即可获得满意疗效。

1. 复位方法

（1）旋前型半脱位：术者一手握住患儿前臂，另一手拇指抵于桡骨头外侧压住桡骨头，其余四指固定肘部，稍加牵引至肘关节伸直前臂旋后位，同时拇指加压于桡骨头处，屈曲肘关节，适当旋转前臂，即可听到轻微的入臼声，部分患儿可无明显入臼声，若患儿停止哭闹，肘屈伸及前臂旋转自如，能上举取物则提示脱位已整复。

（2）旋后型半脱位：术者一手以拇、示指捏在桡骨头前上方（拇指在前），欲做向后推挤，另一手握患肢远端缓缓牵拉屈肘，并将前臂旋前，多可听到或感到入臼声响，提示复位成功。

2. 固定方法

简单三角巾悬吊患肢于肘关节屈曲90°，前臂中立位1～2天。

3. 康复治疗

治疗期间应鼓励患者积极做掌指关节屈伸活动，2天后拆除三角巾可做肘关节屈伸活动。

【预防和调护】

嘱咐家长避免再次牵拉患肢，以防屡次发生形成习惯性脱位。

【经验小结】

桡骨小头半脱位诊疗时需注意与肱骨远端骨折相鉴别，临床上由于患儿及家长对受伤史常表达不清，患儿哭闹无法配合查体而出现误诊。可行X线检查以资鉴别，此外5岁以上的儿童极少发生桡骨小头半脱位，应高度怀疑骨折可能。对于X线检查无明显骨折征高度怀疑脱位的患儿，可做轻柔手法复位，若患儿停止哭闹，肘屈伸及前臂旋转自如，能上举取物则诊断为脱位已整复。

第三节　肘部骨折–脱位

一、肘关节后脱位合并尺骨冠状突骨折

【概述】

肘关节后脱位合并尺骨冠状突骨折是较为常见的肘部复合损伤，在广州市正骨医院，平均一年有50例的肘关节后脱位合并尺骨冠状突骨折。

【病因病机】

受伤机制与肘关节后脱位受伤机制相似，跌倒时手掌着地，肘关节完全伸直，前臂旋后位，由于人体重力和地面的反作用力引起肘关节过伸，尺骨鹰嘴顶端抵达肱骨下端的鹰嘴窝，形成力的支点。外力继续加强，引起尺骨冠状突与肱骨滑车剧烈碰撞，或附着于冠状突的肱前肌剧烈收缩，引起冠状突骨折的同时造成鹰嘴向后移位，肱骨远端向前移位，形成后脱位。

【临床表现与诊断】

有明显外伤史，肘部肿胀、疼痛、畸形、弹性固定于肘关节半屈曲位，肘前后径增宽，左右径正常，前臂外观短缩，肘窝饱满，可触及游离的冠状突骨折块，肘后空虚凹陷，可触及后突的鹰嘴，肘后三角位置改变，X线检查可明确脱位及骨折情况（图6-3-1）。根据受伤史、临床表现和X线检查可明确诊断。

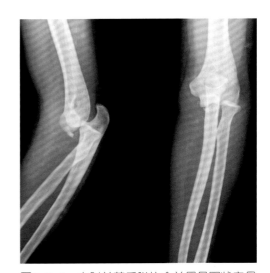

图6-3-1　左肘关节后脱位合并尺骨冠状突骨折X线片

【辨证论治】

先整复肘关节脱位后按尺骨冠状突骨折治疗原则处理骨折。大部分冠状突骨折在脱位整复后可自行复位，位置不理想且涉及关节面者可先手法整复，失败者再手术治疗。

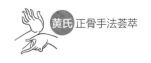
软组织嵌插影响手法整复或者有神经损伤需切开探查者可手术治疗。

1. 复位方法

患肢旋后位，一助手握住患肢上臂下端，术者一手握持患肢腕部，另一手托扶患肢肘部，先纠正侧方移位，移位纠正后与助手对抗牵引拔伸，双手拇指置于尺骨鹰嘴处向上推按，其余四指下压前臂近肘关节处，同时缓慢屈曲肘关节即可听到入臼声，提示脱位已复位。若冠状突骨折块仍有移位，可令患肢前臂旋后，肘关节半伸直位，术者一手固定前臂，另一手拇指放置于肘窝部，其余四指置于肘后，触及骨折块后，用拇指按住骨折块垂直往下按，同时四指对抗拇指向前用力，徐徐屈肘110°～130°，即可复位（图6-3-2、图6-3-3）。

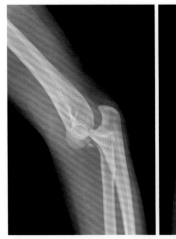
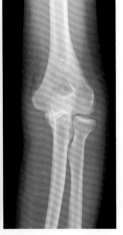
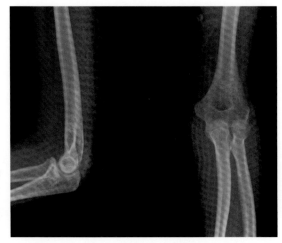

图6-3-2 左肘关节后脱位合并尺骨冠状突骨折复位前X线片

图6-3-3 复位后X线片，关节对位对线良好

2. 固定方法

无移位者用超肘石膏固定于前臂旋后、屈肘90°位3周。

有移位经整复后可予超肘石膏或单后侧超肘夹板固定于屈肘90°位4～5周。

3. 康复治疗

（1）功能锻炼：治疗期间应鼓励患者积极做掌指关节屈伸活动，2周后可逐渐做肘关节屈伸活动，范围及力量应循序渐进。

（2）物理治疗：可进行中药外洗或理疗等。

4. 药物治疗

按照骨折三期辨证施治。

二、肘关节后脱位合并尺骨冠状突、桡骨头骨折

【概述】

肘关节后脱位合并尺骨冠状突、桡骨头骨折亦称为肘关节"恐怖三联征"，是肘关节损伤中的严重骨折类型。因其损伤机制复杂、治疗困难、并发症多、预后差，常导致肘关节不稳定、关节僵硬、创伤性关节炎而日渐受到重视。

在广州市正骨医院，平均一年有77例的肘关节后脱位合并尺骨冠状突、桡骨头骨折，其保守治疗难度较大，绝大多数需要手术治疗。

【病因病机】

肘关节"恐怖三联征"受伤机制尚未完全明确，大多观点认为由高能量损伤所致，如受伤时，肘关节伸直位撑地（屈曲30°～过伸15°），遭受纵轴方向的高能量剪切压缩暴力，先使桡骨头撞击肱骨小头造成骨折，暴力继续传导，致尺骨冠状突骨折，继而引发肘关节后脱位。再加上后外侧旋转暴力，造成后外侧旋转不稳定，致肘内侧副韧带、外侧副韧带和伸肌总腱止点损伤。此种损伤的特点是：尺骨冠状突骨折块往往较小，而桡骨头骨折大多相对严重，粉碎性多见；而且常常合并肘关节内侧韧带撕裂，愈后容易造成肘关节活动度受限。

【临床分型】

（1）Regan-Morrey分型法：

Ⅰ型：冠状突尖端骨折，由剪切力造成，易误认为撕脱骨折。

Ⅱ型：骨折块≤冠状突高度的50%。

Ⅲ型：骨折累及冠状突高度＞50%。

（2）Mason和Hotehkiss分类法：

Ⅰ型：桡骨小头骨折无移位或轻微移位或移位＜2mm。

Ⅱ型：骨折块移位明显，移位＞2mm。

Ⅲ型：严重粉碎性骨折者。

【临床表现与诊断】

有明显外伤史，肘部疼痛肿胀严重，广泛压痛，肘关节弹性固定于半伸直位，旋转屈伸功能均受限，肘前后径增宽，左右径正常，前臂外观短缩，肘窝饱满，可触及游离的冠状突骨折块，肘后空虚凹陷，可触及后突的鹰嘴，肘后三角位置改变，部分病例可出现神经损伤及肱动脉损伤，引起相应症状。X线检查提示：典型的肘关节后脱位；尺

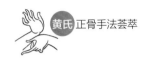
骨冠状突骨折，骨折块往往较小，大多为Regan-Morrey Ⅰ型和Ⅱ型；桡骨头骨折，大多为粉碎性骨折，且多为Mason和Hotehkiss Ⅱ型和Ⅲ型；上尺桡关节关系正常（图6-3-4）。

【辨证论治】

根据肘关节骨性结构及关节囊韧带结构，我们可认为应将肘关节看作是一个由前、后、内、外四柱结构组成的完整稳定环。前柱包括冠状突、肱肌、前关节囊。后柱包括鹰嘴突、肱三头肌、后关节囊。内侧柱由内侧副韧带（MCL）、冠状突、内髁或内上髁组

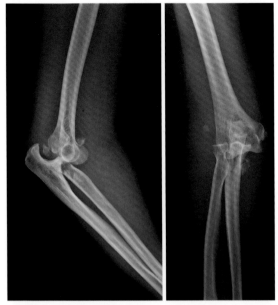

图6-3-4　右肘关节后脱位合并尺骨冠状突、桡骨头骨折X线片

成。外侧柱则由桡骨头、肱骨小头和外侧副韧带（LCL）组成。此环的组成部分破坏增加时，肘部稳定性即下降。肘关节后脱位合并尺骨冠状突、桡骨头骨折损伤严重，累及前柱、内侧柱及外侧柱，肘关节极其不稳定，保守治疗难度极高，即使手术治疗其预后往往也较差，治疗以手术为主。治疗目的是恢复肘关节结构及关节的稳定性，并能获得一个良好的关节功能。

符合以下条件者可考虑保守治疗：①肱尺关节和肱桡关节能够达到同步复位；②桡骨头或桡骨颈骨折在X线平片和CT扫描上应表现为无移位或轻度移位，不会对前臂旋转或肘关节屈伸造成机械阻挡，还要通过CT扫描确认冠状突骨折也仅仅是较小的无移位的冠状突尖部骨折；③肘关节必须具有足够的稳定性，使肘关节在出现不稳定前伸肘活动可接近30°，以便能在伤后2～3周内开始肘关节的活动。

1. 复位方法

先复位肘关节脱位，取患肢旋后位，一助手握住患肢上臂下端，术者一手握持患肢腕部，另一手托扶患肢肘部，先纠正侧方移位，移位纠正后与助手对抗牵引拔伸，双手拇指置于尺骨鹰嘴处向上推按，其余四指下压前臂近肘关节处，同时缓慢屈曲肘关节即可听到入臼声，提示脱位已复位。此时冠状突大多已自行复位，若冠状突骨折块仍有移位，可令患肢前臂旋后肘关节半伸直位，术者一手固定前臂，另一手拇指放置于肘窝部，其余四指置于肘后，触及骨折块后，用拇指按住骨折块垂直往下按，同时四指对抗

拇指向前用力，同时徐徐屈肘110°～130°，即可复位冠状突。最后复位桡骨头，旋转前臂，使桡骨头达到呈现明显突出位置。内收肘关节，加大肱桡关节间隙。在肘内侧给予对抗阻力，同时术者用拇指自桡骨头下外方向内推压桡骨头，同时令前臂做旋转活动，骨折即可复位（图6-3-5、图6-3-6）。

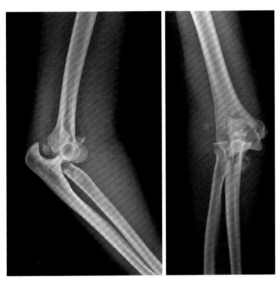

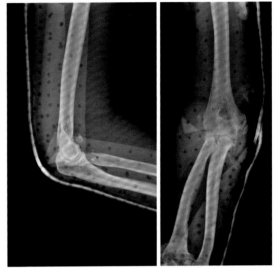

图6-3-5 右肘关节后脱位合并尺骨冠状突、桡骨头骨折复位前X线片

图6-3-6 复位后X线片，肘关节对合良好

2. 固定方法

超肘石膏托固定于肘关节屈曲90°～100°，前臂旋后位，固定时间为4～6周。

3. 康复治疗

（1）功能锻炼：治疗期间应鼓励患者积极做掌指关节屈伸活动，2～3周后可逐渐做肘关节屈伸活动，3～4周可逐渐做前臂旋转活动，范围及力量应循序渐进。

（2）物理治疗：可进行中药外洗或理疗等。

4. 药物治疗

按照骨折三期辨证施治。

【预防和调护】

避免粗暴按摩和被动屈伸肘关节，以防止创伤性骨化肌炎发生。

三、肘关节后脱位合并桡骨颈骨折

【概述】

肘关节后脱位合并桡骨颈骨折是临床上较为少见的肘部复合损伤，即尺骨向后脱

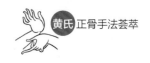
位，同时肱骨下端与桡骨头撞击引起桡骨颈骨折，其受伤机制尚未完全明确，临床上也仅有零星报道。

【病因病机】

大多数观点认为，跌倒时，上臂外展肘关节伸直前臂旋后位，手掌撑地，肘部受到自上而下的重力及自下而上的暴力复合作用的同时受到外翻应力的作用，肱骨远端猛烈撞击桡骨头，常引起成年人桡骨小头骨折，儿童由于其发育过程中桡骨小头骨骺尚未闭合，骺软骨板的强度远不及桡骨头，故常引起桡骨颈骨折或者桡骨颈骨骺分离，暴力继续加重引起肱骨远端前向移位突破肱前肌引起肘关节后脱位。常合并软组织严重损伤，分离的骨折块可移至尺侧软组织内或者前下翻转移位；Jeffrey、Newman等人的观点认为，桡骨颈骨折发生于肘脱位后，当患者跌倒手部着地时，可有暂时性的肘关节后脱位或半脱位，随着肘后着地，向上冲击屈曲肘关节的力使桡骨头撞击肱骨小头后下方，肘关节脱位可自行复位，留下向前移位的桡骨头骺翻转可达90°。

【临床表现与诊断】

此种骨折均有明显外伤史。肘部肿胀、疼痛、畸形、弹性固定于肘关节半屈曲位，肘前后径增宽，左右径正常，前臂外观短缩，肘窝饱满，肘后空虚凹陷，可触及后突的鹰嘴，肘后三角位置改变，X线检查可看到肘关节后脱位及移位的桡骨头（图6-3-7）。根据受伤史、临床表现和X线检查可明确诊断。

【辨证论治】

治疗原则应先整复脱位后处理骨折，若桡骨头骨折手法复位失败，则应进行开放复位。

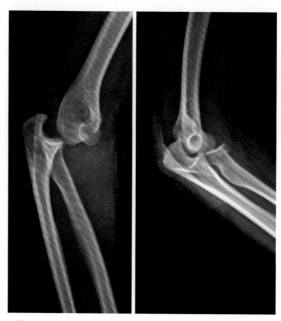

图6-3-7 右肘关节后脱位合并桡骨颈骨折X线片

1. 整复手法

脱位整复，患肢旋后位，术者一手握持患肢腕部，另一手托扶患肢肘部，先纠正侧方移位，移位纠正后与助手对抗牵引拔伸，双手拇指置于尺骨鹰嘴处向上推按，其余四指下压前臂近肘关节处，同时缓慢屈曲肘关节即可听到入臼声，提示脱位已复位。骨折整复，一助手固定患者上臂，术者一手固定患者腕部，另一手置于前臂上端将肘关节伸直，并旋转前臂，使桡骨头达到呈现明显突出位置。内收肘关节，加大肱桡关节间隙。在肘内侧给予对抗阻力同时，术者用拇指自绕骨头下外方向内推压桡骨头，同时令前臂做旋转活动，骨折即可复位（图6-3-8、图6-3-9）。

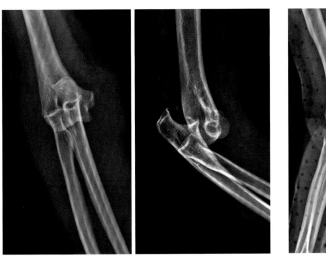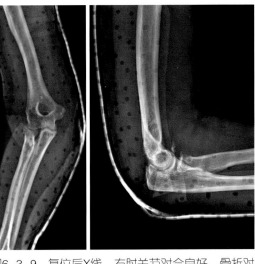

图6-3-8　右肘关节后脱位合并桡骨颈骨折复位前X线片

图6-3-9　复位后X线，右肘关节对合良好，骨折对位对线良好

2. 固定方法

采用肘关节屈曲90°，前臂中立位或者旋后位3夹板超肘固定3～4周。夹板制作要求内外侧夹板长度为自桡尺骨茎突至尺骨鹰嘴后2cm，宽度约为3cm，后侧夹板自三角肌下缘至腕背横纹，宽度为肘横径3/4，桡骨头外侧加放一压垫以防止其移位。除夹板固定外还可以采取石膏固定的方法。

3. 康复治疗

（1）功能锻炼：整复固定后即可以做手指、腕关节屈伸活动，并可以做握拳及肩关节功能锻炼，禁止前臂旋转活动。2周后逐渐做肘功能伸展运动，3周后解除外固定可逐渐做前臂旋前运动。

（2）物理治疗：可进行中药外洗或理疗等。

4. 药物治疗

按照骨折三期辨证施治。

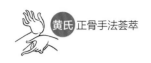

第四节　肘关节损伤后遗症及并发症

一、肘内翻

【概述】

正常生理条件下，伸肘位肱骨干轴线与前臂轴线形成一定的角度，称为提携角，男性为10°～15°，女性为20°～25°，此角度变小即为肘内翻。肘内翻畸形是肱骨髁上骨折最常见的后遗症，文献报道其发生率为25%～33%，其中尺偏型肱骨髁上骨折的发生率50%。

【病因病机】

肱骨远端骨折如肱骨髁上骨折是引起肘内翻的最常见病因，但对其发生的具体机制的研究目前尚未完全透彻，目前普遍认为与以下因素有关：①骨折远端尺侧倾斜及移位；②尺侧骨皮质压缩；③骨骺损伤；④软组织因素，如内外肌力不平衡，软组织的"铰链"作用等。

【临床表现与诊断】

常有肱骨远端骨折病史。轻度肘内翻无明显不适，严重者可有不同程度疼痛，查体可见肘外观畸形，患侧伸肘0°前臂旋后位时畸形最明显，可见以肘关节为中心前臂内翻畸形，内翻角可达15°～35°，屈肘90°时，肘后三角关系发生改变，外髁与鹰嘴距离增宽，肘关节屈伸与前臂旋转功能无明显障碍（图6-4-1）。X线检查测量Carry角（CA角，携带角）减少与Baumann 角（BA角，鲍曼角）增大。根据骨折史、临床表现和X线检查可明确诊断。

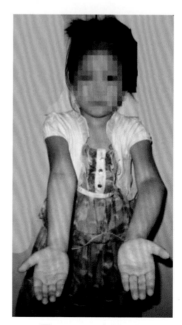

图6-4-1　左肘内翻

【辨证论治】

目前肘内翻畸形仍以预防为主，其关键点在于骨折后良好的复位及可靠的固定，如治疗儿童肱骨髁上骨折时，尤其尺偏型肱骨髁上骨折，由于其桡侧骨膜等软组织损伤严重，而尺侧软组织相对完整，即使达到解剖复位，仍可能出现再移位，为防止肘内翻的发生，复位时应矫枉过正。轻度肘内翻畸形对外观影响较小且无临床症状，可不做处理。内翻畸角度达30°以上伴有肘关节疼痛功能障碍者，则需要手术治疗。最为常用的手术方案为肱骨髁上楔形截骨术，截骨角度根据术前X线检查测量结果计算，为内翻角畸形角度与健侧正常的提携角的度数之和。若有掌侧成角可一并矫正，截骨对位良好后，可用2枚克氏针交叉固定或者小的四孔钢板固定，术后屈肘90°和前臂旋后位固定。骨折愈合后，一定要取出内固定物，避免其对骨骺长期刺激，引起两髁发育不平均致再次出现畸形。手术治疗的时机选择上，既往认为需在患儿生长发育停止骨骺闭合后方可进行手术治疗，现在更多观点认为只要骨折愈合，观察1年内翻畸形无继续增大即可手术治疗。

二、肘外翻

【概述】

肘关节提携角增大，超过正常度数（男性为10°～15°，女性为20°～25°）造成肘关节外形改变者称为肘外翻，常见于肘部损伤后，如肱骨外髁骨折。肘外翻畸形在临床上虽然不如肘内翻常见，但这种畸形除肘部有畸形外，肘关节的功能亦同样有不同程度的损害，如肘关节的伸展功能受限、发生迟发性尺神经炎、关节的疼痛和无力等。因此，在临床上应引起重视，在治疗肘关节周围创伤时，应注意预防肘外翻的发生。

【病因病机】

先天性肘外翻畸形主要由性染色体异常引起。后天性肘内翻则主要与肘部损伤有关引起的内外髁生长发育平衡有关，如肱骨外髁骨折伤及肱骨远端外髁软骨骺板，导致外侧骺板早期闭合停止生长，或者骨折块向外侧移位及翻转移位严重滑车软骨血液供应障碍，骨折块坏死停止生长，而内侧骺板继续生长，形成肘外翻畸形；肱骨髁上骨折尤其桡偏型骨折由于复位不良，导致骨折在桡侧位置上畸形愈合，亦可形成肘外翻畸形；部分肘外翻畸形亦可见于桡骨小头切除后，桡骨近端重要的机械阻挡作用消失，从而使肘关节和前臂的生物力学发生异常。

【临床表现与诊断】

常有肘部骨折病史，以肱骨外髁骨折多见，伤后数年逐渐出现畸形。轻度肘外翻可无明显不适，严重者外翻角度达35°～40°以上时，由于关节力线的改变而发生的肘关节骨性关节炎，关节的无力和疼痛症状明显。处于肱骨内上髁后的尺神经常因受牵拉而出现尺神经炎的临床表现，早期可出现手尺侧部麻木、疼痛，病程较久者则可感觉完全丧

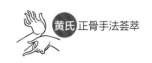

失；受尺神经支配肌肉肌力减弱，晚期出现爪形手畸形，小鱼际肌及骨间肌萎缩。由于肱骨远端内外侧发育不平衡，肱骨滑车中部逐渐被吸收而形成沟状缺损，内髁部发育较大，X线检查可表现为肘关节下端典型与"鱼尾状"畸形，部分肱骨外髁骨折患者可看到不愈合的外髁骨折块。根据骨折史、临床表现和X线检查可明确诊断。

【辨证论治】

肘外翻不严重者可无明显不适或轻度肘关节骨性关节炎表现，可予保守治疗，包括物理治疗如主动和被动地功能锻炼、理疗和按摩等，以及药物治疗，包括抗炎类药物如阿司匹林和非类固醇类抗炎药等。肘外翻严重，引起严重肘关节炎或伴有尺神经炎者，可行肱骨髁上楔形截骨术或尺神经松解前置术。

三、肘关节骨化性肌炎

【概述】

创伤性骨化性肌炎（Traumatic myositis ossificans）是继发于创伤或手术的一种异位骨化，是骨和关节病变的一种并发症。以肘关节附近多见，85%继发于肘关节脱位。肘关节骨折合并脱位发病率更高，多发生于儿童及青少年，男性的发生率远高于女性。一旦发生，其预后较差，有效地预防其发生仍是最重要的治疗方法。

【病因病机】

引起创伤性骨化性肌炎的病因及发病机制尚未完全明确，可能与以下因素有关：①刺激因素，一般为创伤，其可导致局部血肿，有时创伤可能非常小，仅有一小部分肌组织和胶原纤维撕裂；②损伤部位的信号，这种信号很可能是损伤组织细胞或达到损伤组织周围反应性炎症细胞分泌的蛋白；③有未定型的间充质细胞，给予适当的信号，诱导合成骨或者软骨，分化成骨细胞或者软骨细胞；④必须存在一个合适的环境以促进异位骨化的不断形成。其具体病理生理过程主要表现为早期细胞变性、出血、机化及结缔组织增生，中晚期发生骨化及钙化，且骨化及钙化过程从病灶的外周向中心发展。创伤性骨化性肌炎成熟后包块呈典型的3层分布，中心为出血层，可见间充质细胞、吞噬细胞和铁黄素；中间层为萎缩的肌纤维层，以成纤维细胞、内皮细胞为主；外层为骨化层，内有骨细胞和破骨细胞进行骨改造。

【临床表现与诊断】

有明显外伤史或手术史，如肘部骨折或脱位。根据其症状及X线检查常分为以下3期：

（1）早期未成熟型：损伤或治疗3～6周，局部软组织出现肿块，有时发热伴有疼痛，关节活动受限。X线表现为软组织内不规则棉絮样模糊或关节周围云雾状钙化阴影（图6-4-2）。

（2）中期亚成熟型：早期经过8周左右，局部骨化包块明显增大，肌肉僵硬萎缩，关节疼痛不明显但功能活动障碍。X线表现为肿块周围花边状新骨大量生成，界限清楚，经过一段时间后肿块停止生长并有所缩小而形成较为致密的骨化性团块。

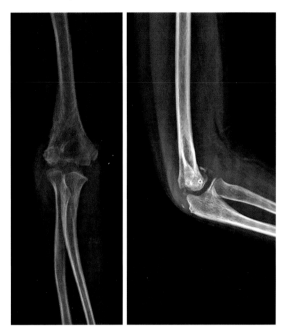

图6-4-2　右肘关节骨化性肌炎X线片，肘关节周围钙化灶

（3）晚期成熟型：中期经过7～10个月，关节无肿痛，肌肉僵硬萎缩严重，关节强直在某一体位或仅有轻微的活动度。X线表现为骨化范围局限，肿块明显致密，与邻近组织有一透亮分界线。根据骨折史、临床表现和X线检查可明确诊断。

【辨证论治】

创伤性骨化性肌炎的病因尚不明确，多数严重影响关节活动甚至强直活动受限预后很差，最佳治疗方案应该是预防继发畸形和早期系统保守治疗以期最大限度地保留关节活动功能。对于保守治疗的患者手法复位力求一次性完成，手术患者操作应轻柔，减少手术创伤，避免广泛的骨膜剥离和骨膜下血肿形成。解除固定后，应在无痛范围内做主动屈伸关节运动，严禁粗暴的被动活动及按摩。可配合药物治疗如非甾体消炎药吲哚美辛或者中医活血化瘀方药治疗。

骨化性肌炎后期骨化性边缘已趋清晰，骨化范围已稳定且骨块妨碍关节活动者可手术治疗，手术切除应遵循少创伤原则，术后配合药物治疗及适当功能锻炼。

四、肘关节僵硬

【概述】

肘关节僵硬是肘部外伤后常见的并发症，常累及肌肉、肌腱、筋膜、关节囊和韧带等。肘关节作为铰链式关节，具有伸屈及旋转前臂功能，对手功能发挥具有重要作用。

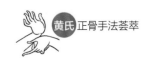

肘关节僵硬导致的肘部功能一定程度上丧失，对患者日常生活将产生极大影响。

【病因病机】

创伤性肘关节僵硬可以由肘关节内骨折脱位造成关节面破坏不平整等内源性因素引起，称为关节内僵硬。也可以由关节周围软组织挛缩或异位骨化形成等外源性因素所致，称为关节外僵硬。关节内僵硬及关节外僵硬常同时发生，称为混合型僵硬。肘部骨折脱位及严重的软组织挫伤，可致使局部肌肉、肌腱、关节囊及韧带损伤，形成血肿，血肿机化产生瘢痕粘连。此外，骨折脱位制动可导致筋脉及淋巴管郁滞回流不畅，增加了浆液性纤维素的来源，也可引起肌肉韧带的萎缩粘连。制动可使韧带在伤后2周产生化学变化，4周发生形态学改变，8周后韧带的重量丢失达20%，在韧带周围观察到明显萎缩及结缔组织浸润。而完全制动1个月肌纤维横断面积可减少10%～20%，2个月减少至50%，其中Ⅰ型肌纤维Ⅲ级（慢肌纤维）较Ⅱ型萎缩得更厉害。制动对肌肉的影响不仅表现为肌肉横断面积的减少，还可表现为肌纤维纵向明显挛缩，由此引起的肌力的降低可以每周10%～15%的速率进行，3～5周肌力的下降可达50%。而一旦出现软组织萎缩粘连，为求改善其功能而施行强力粗暴的牵拉、按摩，甚至携带重物，可使挛缩变性的软组织再次发生撕裂，产生血肿，加重了纤维性的粘连和肌肉内血肿机化的程度，形成恶性循环。

【临床表现与诊断】

肘部有骨折、脱位或严重的软组织损伤史或者手术史，局部疼痛、肿胀，偶有肤色变红、肤温升高，肘前窝及肘内外侧肌腱和韧带痉挛压痛，肘关节屈伸功能有不同程度的活动障碍可伴有前臂旋转功能受限，以屈肘活动及前臂旋后活动障碍受限多见。X线检查，除原始骨折外，可无明显改变，MR检查可看到挛缩变性的疤痕组织。根据外伤手术史、临床表现和X线检查可明确诊断。

【辨证论治】

肘关节僵硬病因复杂多变，且治疗较为棘手，目前还未有一种理想的标准治疗方法。常用的治疗包括保守治疗，如药物治疗、放射治疗、中医治疗、康复治疗等，以及手术治疗。无论何种治疗，均应以恢复肘关节功能活动度为最主要目的，同时还要求达到肘关节稳定及活动时减少疼痛。

1. 保守治疗

西药治疗如二磷酸盐、非甾体类抗炎药，常用于肘关节周围损伤及术后异位骨化导致僵硬的预防。放射治疗可通过改变快速分化细胞的结构阻止多能间充质细胞向成骨细胞分化，从而抑制异位骨化的发生，也可用于肘关节僵硬的预防。矫形器及支具可通过物理性牵拉伸展挛缩的软组织，以恢复肘关节功能。

中医中药是我国传统医学，中医的熏洗、电针、小针刀配合肘部按摩对肘关节僵硬有着不错疗效。祖国医学认为："病在筋、肢挛节痛。""轻则：筋急强硬，牵张不利；重则：拘挛缩短，不能活动"。可见营卫不和、气血不畅、筋失所养、经络瘀滞实为筋急拘挛之源。根据祖国医学筋伤的治疗原则"筋喜柔畏刚"的特点，采用旋后理伤手法，配合药物熏洗及功能锻炼促进患肢功能恢复。

（1）理伤按摩《黄氏理伤手法》：以右肘关节僵硬为例，术者以左掌拇指按压于患侧大鱼际处，其他四指握着第一掌指关节处，逐渐加大患侧前臂旋后角度，在患者不感到疼痛情况下，做前臂旋后理伤体位。取手阳明大肠经、合谷穴、手三里穴、曲池穴，手少阳三焦经、支沟穴，手厥阴心包经、间使穴，手少阴心经、少海穴，以右拇指尖垂直作短暂、静止的轻柔按压，通过循经取穴、疏通经络、调活气血，做术前准备。以右拇指和其他四指置前臂伸、屈肌群和肱二头肌、肱三头肌肌腱处，沿肌纤维走向，将局部的肌肉、肌腱一松一紧地做反复向上捏拿提筋，以达舒筋活络、松弛肌纤维、肌腱。弹拨分筋。以右拇指尖垂直按压于变性的肌肉、肌腱、韧带结节处。迅速向左右两侧作横向垂直反复地弹拨，力量由轻到重，频率由慢到快，借助弹拨的作用牵拉局部纤维、筋膜，以达到松解粘连的目的，然后改用双拇指分筋理伤手法，由下向斜上做倒八字的反复推按，重点在肱三头肌肌腱，以及肘部伸、屈肌腱起止附着处，剥离部分粘连的软组织，缓解痉挛。最后，术者以右掌小鱼际肌，沿患肢伸、屈肌群由上向下做波浪形反复滚揉，通过抚顺理直，促进代谢，松解粘连，理顺筋脉，增大肌肉伸展性，使变性的软组织逐渐得到恢复，达到"以松止挛、挛止痛散"的目的。上述手法，隔天进行一次，每次5～10分钟，手法要求：均匀、柔和、持久不断、深透有力，严禁粗暴手法，避免再度增加肘关节损伤，正如《医宗金鉴·正骨心法受旨·手法总论》指出："伤有轻有重，而手法各有所宜，其愈可之迟速，及遗留残疾与否，皆关乎手法之所施得宜。"

（2）练功活动：主动做肘关节屈伸及前臂旋转功能锻炼，配合对抗阻力的肘部功能锻炼。

（3）药物治疗：内治宜养血舒筋、疏利关节。

自拟的养血舒筋汤方剂药物：银花藤12g，老桑枝30g，牛蒡子12g，广地龙9g，泽兰12g，丹参20g，威灵仙10g，白芍药30g，川木瓜10g，生薏苡仁30g，甘草6g。

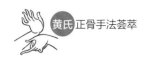

方中：银花藤、老桑枝清热解毒祛湿，清络中风火湿热，舒筋以利关节，牛蒡子、广地龙消肿解毒通经络，散结祛风解痉，主筋骨拘挛不可屈伸为主药。泽兰、丹参活血祛瘀、利筋脉止痛，配以威灵仙、白芍药通经活络、养血柔筋，加强止痛作用为辅药。佐以川木瓜、生薏苡仁祛湿舒筋行痹，强筋骨，主筋骨拘挛不可伸屈。甘草解毒和中，扶正祛邪为使药。诸药合成，随症加减，气血调和，筋脉得养，筋束骨而利关节。

外治宜舒筋活络、通络解痉。

自拟舒筋活络汤方剂药物为：络石藤30g，宽筋藤30g，忍冬藤30g，老桑枝30g，大黄15g，石膏30g，山楂30g，威灵仙30g，川木瓜20g。

方中：络石藤、宽筋藤通络消肿、舒筋活络、祛风止痛治筋脉拘挛不可屈伸，配以忍冬藤、老桑枝清络中风火湿热，舒筋脉、利关节为主药。大黄、石膏解肌清热，破积滞，行瘀血，利关节为辅。佐以山楂、威灵仙加强行结气，散瘀血，通经活络止痛。川木瓜舒筋行痹，强筋壮骨扶正祛邪为使。诸药合成，并奏舒筋活络、通经解痉之功。

2. 手术治疗

通常认为非手术治疗无效且肘关节伸直不能达到30°以下或屈曲小于130°影响工作与生活，可考虑手术。手术包括肘关节松解术及肘关节置换术。

治疗进展：临床上肘关节僵硬并不少见，现存的治疗方法对肘关节僵硬均有一定疗效，但这些治疗方法的研究呈局限性，多为循证医学级或研究证据等级较低、缺乏大规模随机对照研究及相关多中心等更高等级证据的支持，造成目前尚无统一的治疗标准及方案。另外，肘关节僵硬病情往往较复杂，不是一个方法或一种手法就可达到良好效果。肘关节僵硬治疗常涉及多个方面，所以对临床医生来说，如何制定合适的治疗方案尤为重要。随着临床研究及基础研究的不断深入，肘关节僵硬治疗会形成一整套公认体系，从而帮助越来越多患者康复。

五、创伤性肘关节炎

【概述】

创伤性肘关节炎是肘关节创伤后的继发性病变，主要表现为肘关节疼痛和活动受限，严重影响患者日常生活。

【病因病机】

肘关节内骨折及邻近肘关节的骨折均可引起创伤性肘关节炎，其引起的病理性改变主要为肘关节软骨软化、脱落，软骨下骨质增生、硬化，最后关节面大部分消失，关节间隙狭窄。肘关节内骨折如肱骨髁间骨、肱骨小头骨折等累及关节面的骨折，可损伤关节软骨面，若复位不完善或者固定不可靠而畸形愈合，造成关节面的不平整达2mm，甚至超过2mm，肘关节活动时可产生磨损，使关节软骨发生退行性病变，同时刺激软骨下骨质增生，导致关节间隙狭窄；关节外骨折如肱骨髁上骨折若复位不佳产生畸形愈合，可引起上肢力线发生改变，关节面负重面歪斜或负重不均，负重大的部分关节软骨反复磨损发生退行性变。此外骨折尽管复位良好，但长期的制动也可引起关节软骨的退行性变，进而引起创伤性肘关节炎。

【临床表现与诊断】

有肘部或者邻近肘关节附近的骨折创伤史，骨折愈合肘关节功能恢复后，重新出现肘部疼痛及活动受限，且呈进展性加重。X线检查早期可无明显改变，后期可出现骨质增生、软骨下骨质硬化、肘关节间隙狭窄等症状（图6-4-3）。根据受伤史、临床表现和X线检查可明确诊断。

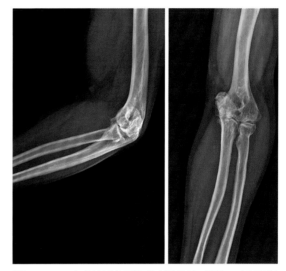

图6-4-3 左肘关节创伤性关节炎X线片，骨质增生、肘关节间隙狭窄

【辨证论治】

创伤性肘关节炎治疗重点在于预防，关键在于恢复及维持关节内骨折的良好复位及肢体正常生理轴线。骨折治疗过程中，在良好复位及相对牢固的固定前提下，做主动功能锻炼，避免长期制动引起的软骨退行性变，同时禁止粗暴的被动功能锻炼，以免加重肘关节损伤。创伤性肘关节一旦发生及形成，可服用药物缓解疼痛，根治则需要手术治疗，常用的手术方案包括肘关节融合术及肘关节置换术。

六、迟发型尺神经炎

【概述】

迟发型尺神经炎又名肘管综合征，是尺神经于肘关节水平发展缓慢的进行性病损，是发病率仅次于腕管综合征的外周神经嵌压性疾病。早期症状常常比较轻微，不能引起患者的注意，尤其年龄较小者，更难以早期发现并得到诊治。后期可发生尺神经不可逆

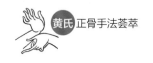

损害，严重影响手部功能，因此临床应重视。

【病因病机】

尺神经发自臂丛内侧束，在腋窝与上臂上段走行于肱动脉内侧肱静脉下方，于上臂中段离开神经血管束，在三角肌止点以下穿过内侧肌间隔进入上臂后面，至肘关节后方的内侧，通过肱骨内上髁与尺骨鹰嘴之间的尺神经沟，再穿过尺侧腕屈肌和指深屈肌的尺侧半以及手内在肌的绝大部分。其皮肤的感觉支自腕上方或者腕掌部分分别发出手背支和浅支，支配手背尺侧半、手掌尺侧一个半指的皮肤感觉，其特定神经支配区为手指远端二节半的皮肤感觉。在肘部走行于内上髁后方这一独特解剖结构，使得尺神经较易受到损害。肘关节的正常活动即可使尺神经受到挤压、牵拉及摩擦，而当肘部发生骨折脱位及其后遗畸形，或骨瘢痕异常增生时，均可刺激该神经而发病。如肱骨外髁骨折后的肘外翻畸形，引起位于肘内侧的尺神经受到牵拉超过其正常限度而受损，最终引起麻痹。内上髁骨折复位不良伴尺神经沟顶部纤维韧带撕裂，失去对神经的束缚，或尺神经沟变浅。每当屈肘时，尺神经滑过肱骨内上髁而移至肘前内侧，当伸直时，尺神经又滑回尺神经沟内，如此反复地脱位和复位，也可引起迟发型尺神经炎。

【临床表现与诊断】

肘部有外伤史或有枕肘睡眠不良习惯。

早期：患者往往感觉到手的尺侧部分皮肤轻度麻木不适、疼痛。中期：逐渐出现局部肌肉萎缩，分指和并指无力，向尺侧屈腕困难，以及手背尺侧半、手掌尺侧一个半指的皮肤感觉减退或消失。后期：严重者出现爪形手、小鱼际肌及骨间肌萎缩严重，导致手部严重功能障碍。神经沟处可触及变硬增粗的神经，Tinel征阳性。辅助检查如肌电图提示尺神经有受损征象（尺神经支配的诸肌出现失神经支配的自发电位），经过肘部的神经传导速度减慢是最有意义的诊断依据，诱发感觉电位丧失是较敏感的指标。X线检查，尤其尺神经沟轴位X线检查有参考价值。根据受伤史、临床表现和肌电图检查可明确诊断。

【辨证论治】

迟发型尺神经炎要注重预防，骨折时若出现神经损伤表现，复位后症状观察无缓解应及时切开探查。对早期、症状轻、无内在肌麻痹患者，可行尺神经松解或前置术。肘外翻引起的尺神经炎应行肱骨髁上楔形截骨矫形术，常同时行尺神经前置术。对尺神经损伤症状持续数年以上，神经出现变形，功能无法恢复时，可考虑做肌腱移位术，以重建部分功能。近年来，随着显微手术的出现，上述手术如尺神经松解及前置术均可在内镜下进行，大大缩小了手术创伤，防止手术疤痕引起的再次神经粘连。

第七章 前臂损伤

第一节 前 臂 骨 折

一、桡骨干骨折

【概述】

桡骨干骨折又称为辅骨骨折、缠骨骨折。单独桡骨干骨折临床上相对少见，约占前臂骨折总数的12%，常发生于桡骨生理曲度最大的中下1/3，青壮年居多。

【病因病机】

直接和间接暴力均可造成桡骨干骨折，骨折多为横形、短斜形或楔形。因有尺骨的支撑可无明显短缩移位，但受旋前圆肌、旋前方肌及旋后肌等肌肉的牵拉，常出现骨折端尺侧成角及旋转移位。

【临床分型】

临床根据骨折线位置及移位分为以下情况：

（1）桡骨上1/3骨折：骨折线位于旋前圆肌止点近侧，骨折近端受肱二头肌及旋后肌牵拉向后旋转移位，远端受旋前圆肌、旋前方肌牵引向前旋转移位（图7-1-1）。

（2）桡骨中1/3骨折：骨折线位于旋前圆肌止点远侧，骨折近端处于中立位，远端受旋前方肌旋牵引向前旋转移位。

（3）桡骨下1/3骨折：移位情况同桡骨中段骨折（图7-1-2）。

【临床表现与诊断】

有明显外伤史，伤后前臂出现肿胀、疼痛，可无显著畸形，损伤处有明显压痛，可触及骨擦感，前臂活动尤其以旋转活动明显受限。X线检查一般可明确诊断，但应注意判定上、下尺桡关节有无同时受累，包括脱位等。根据外伤史、症状、体征及X线辅助检查可进一步明确诊断（图7-1-3、图7-1-4）。

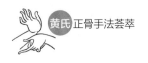

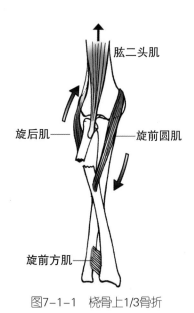

图7-1-1　桡骨上1/3骨折

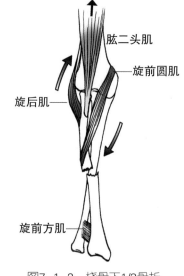

图7-1-2　桡骨下1/3骨折

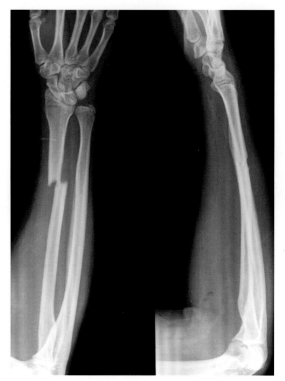

图7-1-3　右桡骨下1/3骨折X线片

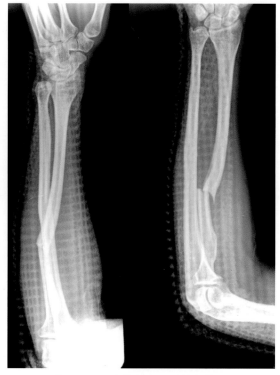

图7-1-4　左桡骨上1/3骨折X线片

【辨证论治】

单纯桡骨干骨折多采用闭合复位，因尺骨保持完好，故整复后有一定稳定性。闭合复位失败或复位后难以维持固定的成年患者，可考虑行切开复位内固定术。

1. 整复方法

桡骨干骨折治疗应注意恢复桡骨旋转弓的形态。桡骨旋前弓、旋后弓的减少或消失，将影响前臂旋转力量及范围。整复时视骨折部位不同而将前臂置于旋后屈肘位（上段骨折）或中立位（中下段骨折），两助手分别固定上臂及腕部拔伸牵引纠正重叠移位，术者用折顶或者夹挤分骨、回旋等手法纠正侧方移位及旋转移位（图7-1-5、图7-1-6）。

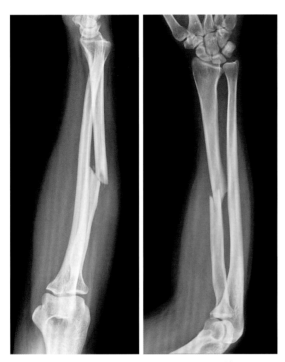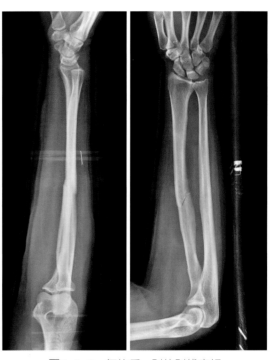

图7-1-5　右桡骨中段骨折复位前X线片　　　　图7-1-6　复位后，对位对线良好

2. 固定方法

采用前臂4夹板加前臂中立板或石膏托外固定，上段骨折整复后置于屈肘90°旋后位或中立位，中下段骨折置于中立位，固定时间为5～6周。

二、尺骨干骨折

【概述】

多见于外力突然袭击，患者举手遮挡头面部时被棍棒直接打击所致。因多发生在路遇强人情况下，故又名夜盗（杖）骨折。

【病因病机】

多为暴力直接打击或者挤压损伤，骨折常为横形、碟形或粉碎性。骨折后因桡骨完整，骨间膜相连，骨折重叠移位较少，但受暴力作用的方向和前臂肌群牵拉作用，可出现成角及旋转畸形。

【临床表现与诊断】

尺骨全长处于皮下，位置表浅，因而伤后易发现骨折处的皮下血肿，该处有明显压痛，并可触及骨折端的骨擦感。X线检查一般可明确诊断，但应注意尺骨与桡骨的关系，尽量包肘及腕关节，以免遗漏桡骨头脱位及下尺桡关节脱位（图7-1-7）。

【辨证论治】

尺骨干骨折治疗需纠正旋转移位及成角畸形。稳定的短斜形、横形骨折及无移位的粉碎性骨折可保守治疗。移位的粉碎性骨折、开放性骨折及多段骨折可手术治疗。

1. 整复方法

（1）尺骨近1/3骨折：骨折远端受肘后肌和旋后肌牵拉而向桡侧成角。整复时令患肢屈肘，前臂置于中立位。两助手分别固定腕部及肘部，顺势牵引，术者两手拇指按于成角凸起处向掌尺侧按压，两手其余四指握凹侧两端向掌侧扳提以纠正成角畸形，再用分骨挤压手法纠正侧方移位，部分骨峰相抵不易复位者可用旋转手法避开骨峰完成复位（图7-1-8）。

（2）尺骨中、远1/3骨折：骨折远端受骨间膜及旋前方肌的作用，向桡侧成角，旋后移位。整复时令患肢屈肘，前臂置于旋前位。两助手顺势拔伸牵引，术者推挤、分骨挤压及旋转的手法纠正骨折桡侧成角及旋后移位（图7-1-9）。

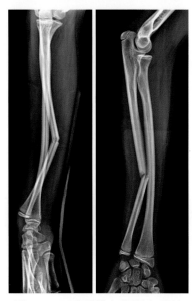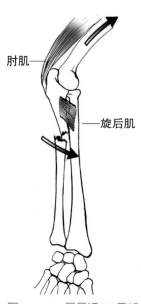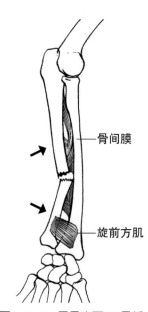

图7-1-7　右尺骨中段骨折X线片　　图7-1-8　尺骨近1/3骨折　　图7-1-9　尺骨中下1/3骨折

2. 固定方法

采用前臂4夹板加前臂中立板外固定，上段骨折置于中立位，中下段骨折置于旋前位，固定时间4～6周。

【病案分享】

某患者，男，12岁，于跑步时不慎跌倒，撞击左前臂处致伤，引起左前臂中段疼痛、肿胀、畸形及活动受限。伤后4小时来广州市正骨医院就诊，检查发现：左前臂肿胀、疼痛、畸形，左前臂中段压痛明显，腕及肘关节屈伸功能障碍，X线片示：左尺骨中段骨折（图7-1-10），行手法整复，夹板固定。复查X线片示：左尺骨中段骨折对位对线良好，骨折移位已复位（图7-1-11），3周后拆除中立板，按骨折常规处理。1个月后复查：骨折已经愈合，腕及肘关节活动度已恢复正常。

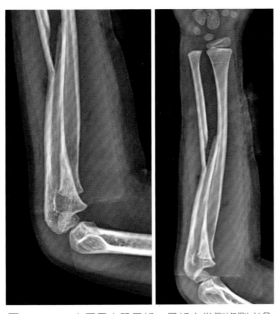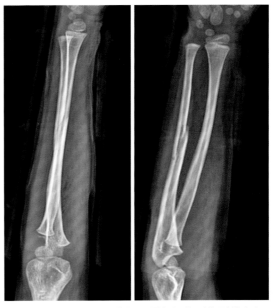

图7-1-10　左尺骨中段骨折，骨折向掌侧桡侧成角　　图7-1-11　复位后X线片示骨折复位对位对线良好

【经验小结】

近1/3骨折需与孟氏骨折相鉴别，部分孟氏骨折伤后会通过牵拉制动桡骨头可自行还纳，拍片往往容易误诊为单纯尺骨骨折。部分儿童由于生长发育特殊性，桡骨小头脱位在X线片表现并不典型而导致被误诊。临床检查中要注意桡骨头的位置及肘部的肿胀、压痛，以免遗漏桡骨头脱位。X线检查不典型，临床症状相似者可加摄对侧肘关节X线片以兹鉴别或完善MR检查明确诊断。对于不能配合检查的患儿，可暂按孟氏骨折固定方法固定2周，再改单纯尺骨骨折固定方法固定。

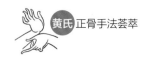

三、前臂双骨折

【概述】

尺、桡骨双骨折发生率占全身骨折的6%，多发于儿童及青少年。由于该部位解剖的复杂性，骨折后骨折端可发生侧方重叠、成角及旋转移位，复位难度较大（图7-1-12、图7-1-13）。

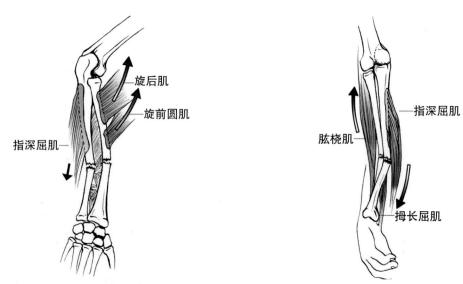

图7-1-12 尺、桡骨双骨折（骨折部向桡侧成角）　　图7-1-13 尺、桡骨双骨折（骨折部向掌侧成角）

【病因病机】

尺、桡骨双骨折可由直接暴力、间接暴力、扭转暴力引起。

1. 直接暴力

重物打击，机器或车轮的直接压榨，或刀砍伤，导致同一平面的横形或粉碎性骨折。由于暴力的直接作用，多伴有不同程度的软组织损伤，包括肌肉、肌腱断裂，神经血管损伤等。

2. 间接暴力

跌倒时手掌着地，暴力通过腕关节向上传导，由于桡骨负重多于尺骨，暴力作用首先使桡骨骨折，若残余暴力比较强大，则通过骨间膜向内下方传导，引起低位尺骨斜形骨折。

3. 扭转暴力

跌倒时手掌着地，同时前臂发生旋转，导致不同平面的尺、桡骨螺旋形骨折或斜形骨折，多为高位尺骨骨折和低位桡骨骨折。

【临床分型】

临床分型如下：

1. 直接暴力所致者

患肢在同一水平处压痛、肿胀，有假关节活动，功能障碍。骨折线多在同一水平面上，呈粉碎性或横断形。

2. 间接暴力所致者

患肢肿胀，桡骨上段和尺骨下段压痛明显，旋转功能障碍，桡骨骨折线多在上，尺骨骨折线多在下。

3. 扭转暴力所致者

患肢肿胀，桡骨下段和尺骨上段压痛明显，旋转功能障碍，尺骨骨折线在上，桡骨骨折线在下。

【临床表现与诊断】

有明显的外伤史，伤后前臂出现疼痛、肿胀、畸形及功能障碍。检查可发现骨擦音及假关节活动，骨传导音减弱或消失，X线拍片检查应注意尺骨上1/3骨干骨折可合并桡骨小头脱位，桡骨下1/3骨折合并下尺桡关节脱位，摄片应包括肘关节或腕关节以避免漏诊。根据外伤史、症状、体征及X线辅助检查可明确诊断（图7-1-13、图7-1-14）。

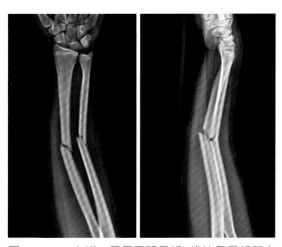

图7-1-13 左桡、尺骨干双骨折X线片示骨折部向掌侧成角

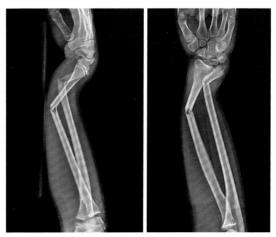

图7-1-14 右前臂双骨折X线片示骨折部向桡侧掌侧成角

【辨证论治】

尺、桡骨骨干双骨折可发生多种移位，如重叠、成角、旋转及侧方移位等，若治疗不当可发生尺、桡骨交叉愈合，影响旋转功能，因此治疗的目标除了良好的对位对线以

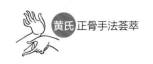

外，特别注意防止畸形和旋转。儿童骨折手法整复后位置良好者可保守治疗，成人骨骼生长恢复较慢，即使手法复位恢复良好位置，外固定也难以维持，故可考虑手术治疗。

1. 整复手法

患者仰卧位或坐立位，肩外展80°，屈肘90°位。中下1/3骨折，前臂置于中立位，上1/3骨折置稍旋后位。

（1）拔伸旋转：术者立于伤者的患侧，一助手握肘上，一助手握手部大小鱼际处，顺势拔伸牵引并旋转骨折远端至前臂中立位，纠正旋转移位。然后持续牵引3～5分钟，矫正成角及重叠或部分重叠移位。

（2）夹挤分骨：在助手持续牵引下，术者用两手拇指，示、中、环三指分别置于骨折部的掌、背侧，沿前臂纵轴方向夹挤骨间隙，使向中间靠拢的骨折断端向桡、尺侧各自分离，骨间膜紧张。

（3）折顶回旋：拔伸往往很难将重叠移位完全纠正，即使继续加大牵引也不易获得矫正，而且有加重骨折端软组织损伤的风险。此时在保持分骨的情况下，术者对仍有错位的骨端用两手拇指由背侧推按突出的骨折断端，两手其他四指托提向掌侧下陷的骨折另一端，先逐渐加大成角，必要时可超过90°，直至突出的骨皮质与下陷的骨皮质断端相顶后，再骤然反折。反折时拇指继续往掌侧推按向背侧突出的骨折断端，而示、中、环三指用力向背侧托提下陷的另一骨折端，若骨折出现向背侧移位时则需根据受伤机制采取回旋手法。如患肢远侧端因扭转暴力导致骨折，则将骨折远端以近侧为轴心进行回旋；若手掌撑地传达暴力导致骨折，则将骨折近端以远端为轴心进行回旋。术者两手分别握住骨折远近两端，一手固定近端或远端，另一手按原来骨折移位方向在两骨端互相紧贴的情况下逆向回旋，纠正背向移位使断端相吻合（图7-1-15）。

在操作中还应注意以下几点：

（1）在双骨折中，若其中一骨干骨折线为横形稳定骨折，另一骨干为不稳定的斜形或螺旋形骨折时，因先复位稳定的骨折，通过骨间膜的连接再复位不稳定的骨折则较容易。

（2）若尺、桡骨骨折均为不稳定型，发生在上1/3的骨折，先复位尺骨；发生下1/3的骨折先复位桡骨，发生在中段的骨折一般先复位尺骨，这是因为尺骨位置表浅，肌附着较少，移位多不严重，手法复位相对较为容易，只要其中的一根骨折复位且稳定，则复位另一骨折较容易成功。

（3）在X线片上斜形骨折的斜面呈背向靠拢，是因为远折端有旋转，应先按导致旋转移位的反向使其纠正，再进行骨折端的复位。

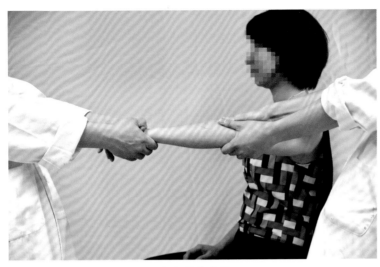

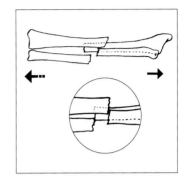

（a）拔伸牵引

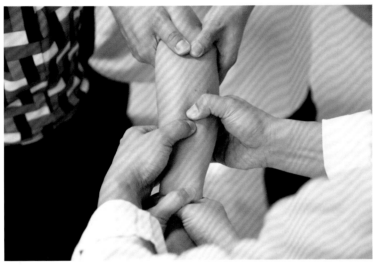

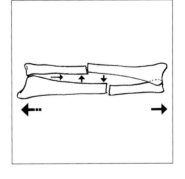

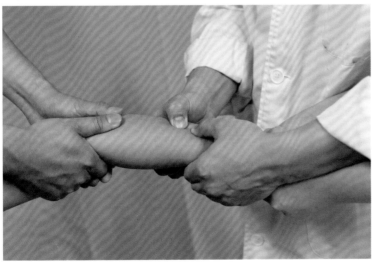

（b）夹挤分骨（纠正侧方移位）

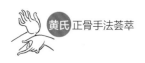

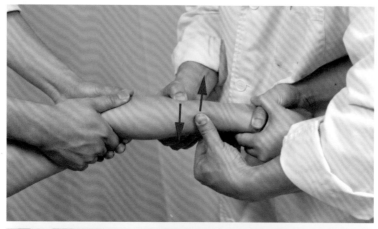

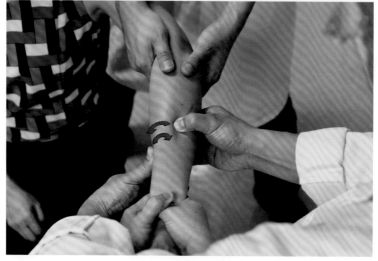

（c）夹挤、回旋

图7-1-15　右桡、尺骨干骨折整复示意

2. 固定方法（图7-1-16、图7-1-17、图7-1-18、图7-1-19）

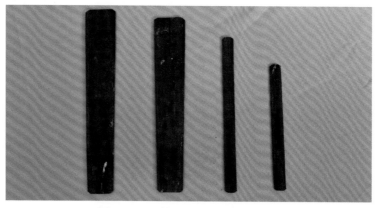

图7-1-16　桡、尺骨干夹板示意

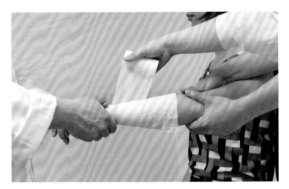

（a）外敷续骨油纱

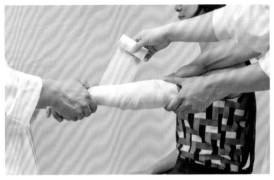

（b）绷带包扎

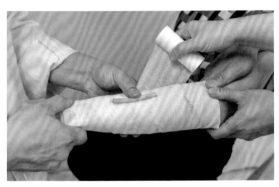

（c）放置分骨垫

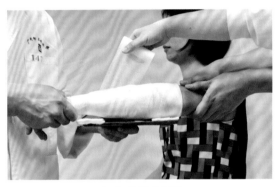

（d）放置掌侧板

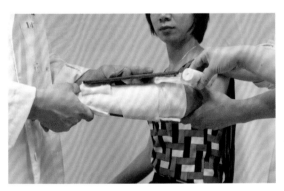

（e）放置背侧板

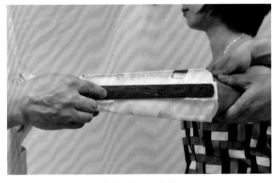

（f）放置尺侧板

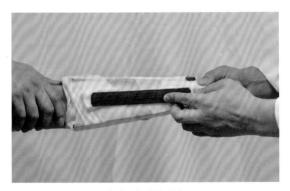

（g）放置桡侧板

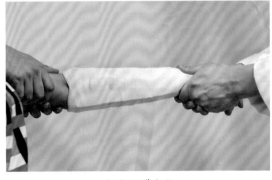

（h）绷带包扎

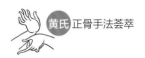

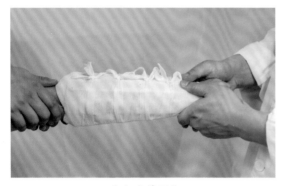

（i）边带固定

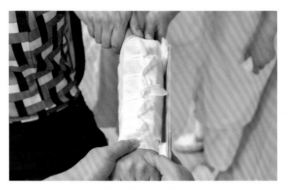

（j）中立板固定

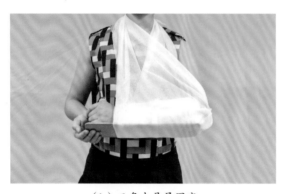

（k）三角巾悬吊固定

图7-1-17　右桡尺骨干骨折包扎固定示意

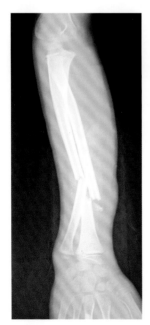

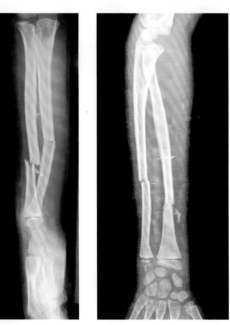

图7-1-18　右桡尺骨中下段骨折复位前X线片

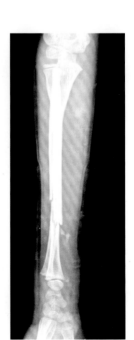

图7-1-19　复位后X线片，对位对线良好

144

复位后维持牵引下，前臂外敷续骨油纱，于掌背侧骨间隙各放置一分骨垫，根据尺桡骨的骨折部位及移位方向放置压垫，常采用三点加压法，再依次放置掌侧、背侧、尺侧及桡侧夹板。夹板要求：掌侧夹板上达肘横纹，下齐腕关节；背侧夹板上达鹰嘴突，下超腕关节1cm；桡侧板上平桡骨头，下达桡骨茎突平面；尺侧板上齐尺骨鹰嘴，下超腕关节1cm。边带固定后，维持屈肘90°，前臂中立位固定，三角巾贴胸悬吊。

3. 功能锻炼

（1）平时应抬高患肢，严密观察肢体肿胀程度、感觉、运动功能及血液循环情况，预防骨筋膜室综合征的发生。

（2）整复后即开始练习手指屈伸活动，2周后可适当加强腕关节活动，3～4周以后开始练习肘、肩关节活动，4～6周后拍片证实骨折已稳定并骨痂生长，才可进行前臂旋转活动。

【疗效评定标准】

1. 治愈

骨折解剖对位或接近解剖复位，有连续性骨痂形成已愈合，功能完全或基本恢复。

2. 好转

骨折对位1/2以上，对线满意，前臂旋转受限在45°以内。

3. 未愈

患肢畸形愈合，或不愈合，功能障碍明显。

【病案分享】

（1）某患者，男，8岁，行走时不慎跌倒，左手掌先着地，引起左前臂疼痛、肿胀、畸形及活动受限，于伤后4小时来广州市正骨医院就诊，检查发现：左前臂中段肿胀、压痛、畸形及活动受限（图7-1-20）。X线片示：左尺桡骨中段骨折（图7-1-21），行手法整复，夹板、中立板及分骨垫固定，复查X线片示：左尺桡骨中段骨折已复位（图7-1-22），1个月后拆

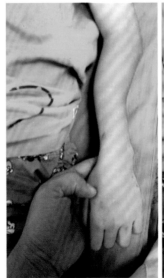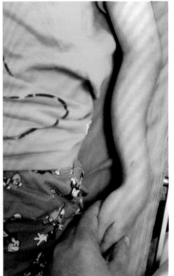

图7-1-20 就诊时左前臂外观图

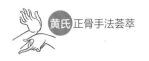

除中立板，一个半月后复查，骨折愈合后解除夹板，左前臂活动度已恢复正常。

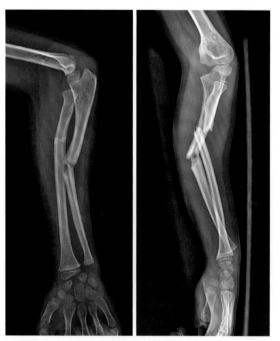

图7-1-21　复位前左前臂X线片，左尺桡骨中段骨折，向掌侧成角

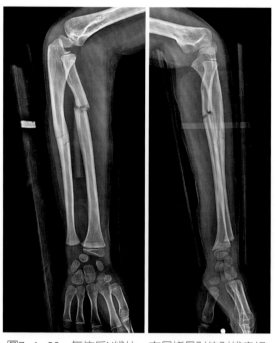

图7-1-22　复位后X线片，左尺桡骨对位对线良好

（2）某患者，男，4岁，跑步时不慎撞击左前臂，引起左前臂疼痛、肿胀、畸形及活动受限，于伤后1小时来广州市正骨医院就诊，检查发现：左前臂中段肿胀、压痛、畸形及活动受限（图7-1-23）。X线片示：左尺桡骨中段骨折（图7-1-24），行

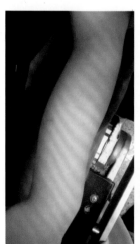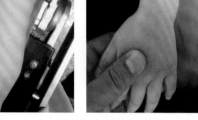

图7-1-23　就诊时左前臂外观图

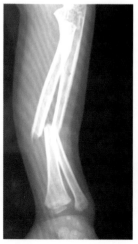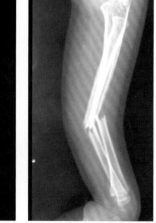

图7-1-24　复位前左前臂线片，左桡尺骨干骨折，向掌侧桡侧成角

手法整复，夹板、中立板及分骨垫固定，复查X线片示：左尺桡骨中段骨折已复位（图7-1-25、图7-1-26），3周后拆除中立板，按常规骨折处理，1个月后复查：骨折已经愈合，左前臂活动度已恢复正常。

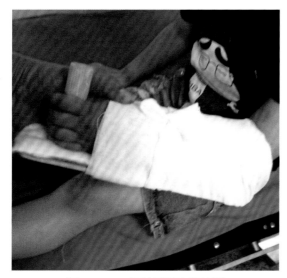

图7-1-25 复位后固定包扎图

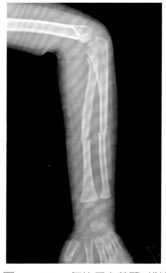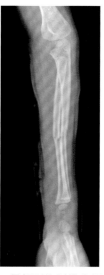

图7-1-26 复位后左前臂X线片，骨折对位对线良好

【经验小结】

儿童、青少年桡尺骨干骨折，大多数主张手法整复外固定治疗。由于前臂具有特殊的旋转功能，即使儿童、青少年骨折具有良好的再塑能力，桡尺骨骨折还是要尽量解剖复位，恢复骨的长度，维持其曲线。前臂有伸肌群、屈肌群、旋前肌群和旋后肌群等，其中旋前圆肌和旋后肌的影响对骨折端的旋转移位起重要作用。当骨折位于旋前圆肌止点以上，骨折近端由于旋后肌和肱二头肌的牵拉多处于旋后位，骨折远端受旋前圆肌和旋前方肌的牵拉而处于旋前位，拔伸牵引时，骨折远端应处于旋后位。旋前圆肌止点以下的骨折，前臂则应处于旋前位。X线片是平面的，因此判断旋转移位有困难。桡骨的肱二头肌结节是确定旋转的一个较好的标志。前臂充分旋后时，它位于内侧，在中立位时，它在后侧，而当前臂充分旋前时，它在位于外侧。对于完全骨折，骨折近端的旋转位置可以通过这个方法确定，使手法复位更有科学依据，但这个方法更适合于肱二头肌结节已显著发育的儿童。

分骨必须使骨折上、下断端两骨间的距离扩大到最大宽度，相互对称，使骨间膜紧张，维持骨折断端的稳定，纠正骨折断端的旋转移位，分骨垫可以有效地预防骨折端的靠拢移位并维持骨间膜的紧张；折顶是使横断或锯齿状的骨折达到解剖复位或接近解剖复位，更是骨折复位后保持稳定的重要手法；此外手法整复过程中必须根据受伤机制确

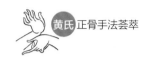

定骨折近端或远端为轴心实施回旋手法。在整复中，要先整复稳定性较好的骨折端或有背向移位的骨折，以此为支点，然后再整复另一骨折。若尺、桡骨骨折均为不稳定型，发生在上1/3的骨折，宜先复位尺骨，发生下1/3的骨折宜先复位桡骨；若发生于中段的骨折一般适宜先复位尺骨，因为尺骨位置表浅，肌附着较少，移位多不严重，手法复位相对较为容易，只要其中的一条骨折复位且稳定，复位另一骨折较容易成功。整复时及复位固定后，要时刻注意保持肘关节屈曲位，因肘关节伸直时，肱二头肌、旋前圆肌等肌肉紧张，牵拉会加重骨折的移位。治疗桡尺骨骨折，应充分考虑骨间膜张力恢复的情况，治疗后前臂处于中立位固定，目的是使骨间膜和斜索的张力均匀一致，有利于骨折周围肌肉的紧张，防止骨折整复后再移位，保证治疗效果。

第二节　前臂骨折脱位

一、孟氏骨折

【概述】

尺骨上1/3骨折合并桡骨小头脱位又称为孟氏骨折，多发于儿童和青少年，是前臂骨折中的常见复杂骨折合并脱位的疾病。临床上往往重视尺骨骨折而忽略脱位，出现漏诊误诊，延误治疗。

【病因病机】

间接暴力或直接暴力均可引起骨折，不同类型骨折受伤机制有所不同。

【临床分型】临床根据损伤机制及尺骨骨折与桡骨小头移位方向分为以下类型：

1. **伸直型骨折（图7-2-1）**

约占70%，肘关节伸直或过伸位时受前臂极度旋前暴力或来自尺骨背侧的直接暴力击打引起。尺骨骨折并向掌侧桡侧成角，桡骨小头前脱位。

2. **屈曲型骨折（图7-2-2）**

占10%～15%，肘关节微屈曲位时受前臂极度旋前暴力引起。骨折向背侧桡侧成角，桡骨小头向后、外侧脱位。

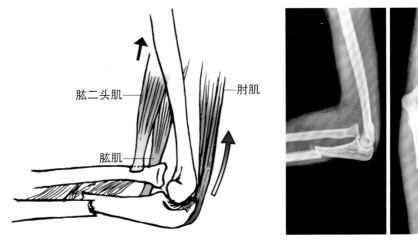

（a）孟氏骨折（伸直型）　　　　　（b）伸直型孟氏骨折X线片

图7-2-1　伸直型孟氏骨折

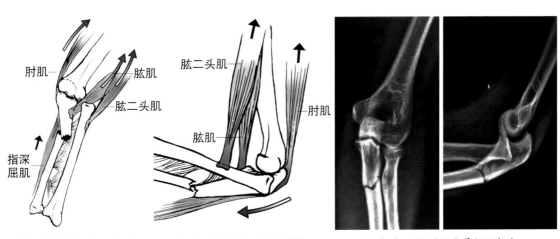

（a）孟氏骨折（屈曲型）　　（b）孟氏骨折（屈曲型）　　（c）屈曲型孟氏骨折X线片

图7-2-2　屈曲型孟氏骨折

3. **内收型骨折（图7-2-3）**

占20%，尺骨冠状突下方纵裂或横断骨折，由来自肘内侧方的直接暴力击打引起。骨折多向桡侧成角，桡骨头向外侧或前外侧脱位。

4. **特殊型骨折（图7-2-4）**

占2%～3%，通常认为此型骨折系肘关节伸展位时引起尺桡骨双骨折，同时造成桡骨前脱位。桡骨近1/3骨折，尺骨任何水平骨折，桡骨头向前外方脱位。

【临床表现与诊断】

有明显外伤史，伤后前臂和肘部疼痛、肿胀、压痛明显，前臂旋转功能及肘关节屈

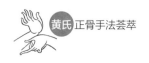

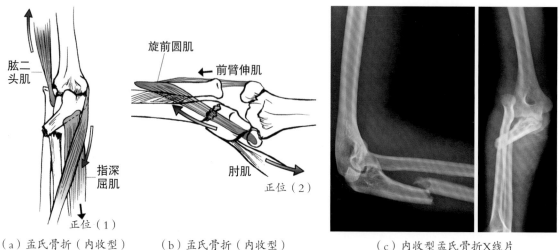

（a）孟氏骨折（内收型）　　　（b）孟氏骨折（内收型）　　　（c）内收型孟氏骨折X线片

图7-2-3　内收型孟氏骨折

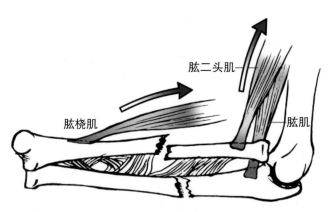

图7-2-4　特殊型孟氏骨折

伸功能障碍，移位明显者可触及移位的尺骨及桡骨头。内收型骨折可合并桡神经深支损伤，出现相应的临床症状及体征。X线检查正侧位片可见桡骨小头轴线未能通过肱骨小头中心，摄片时需注意包括上下尺桡关节。根据受伤史、临床表现和X线检查可明确诊断。

【辨证论治】

治疗儿童新鲜孟氏骨折，首选手法是复位小夹板外固定。手法复位失败、陈旧性骨折或成人骨折，可考虑手术治疗。

1. 整复方法

原则上先整复脱位后整复骨折，部分患者尺骨骨折弯曲严重或短缩明显，影响脱位整复者先整复骨折，再整复脱位。

（1）伸直型骨折：患者坐位或仰卧位，助手固定上臂沿轴线向近端牵引，术者一手固定腕部与助手作对抗牵引以纠正尺骨短缩重叠移位，另一手拇指置于桡骨小头处，余四指固定肘部。待尺骨重叠短缩移位基本纠正后，术者屈曲患肢肘关节至90°，同时拇指向背侧按压桡骨小头，再作前臂旋前活动即可复位桡骨小头。助手固定患肢腕部，术者一手固定复位的桡骨小头，另一手触摸尺骨骨折端，作夹挤分骨手法复位以纠正尺骨残留移位。（图7-2-5、图7-2-6、图7-2-7）

（2）屈曲型骨折：术者两拇指在背侧、桡侧按住桡骨头并向掌侧、尺侧按捺，助手将肘关节缓慢伸直使桡骨头复位，然后术者于桡骨、尺骨间隙挤捏分骨，并将尺骨骨折远端向掌侧、尺侧按捺，以使尺骨复位。

（3）内收型骨折：术者站于患肢外侧，拇指放在桡骨头外侧，向内侧推按脱出的桡骨头，使之还纳，此时，尺骨向桡侧成角畸形随之矫正。整复时，特别要注意避免损伤桡神经。

（4）特殊型骨折：术者依据骨折远端对近端的原则，将前臂置于骨折近端旋转方向相应的位置，继续进行牵引，以矫正旋转畸形，经拔伸牵引而重叠移位未完全矫正者，一般采用折顶手法，随后对尺桡骨进行挤压分骨。

2. 夹板固定（图7-2-8）

采用前后内外4块夹板固定，夹板制作要求，掌侧与背侧夹板近端应超肘关节3～5cm，远端至腕关节，尺侧板应从尺骨鹰嘴到尺骨茎突。压垫放置根据骨折及脱位移位情况采用两点加压或三点加压放置压垫，如伸直型骨折可于桡骨头前外侧放置压垫，屈曲型则置于后外侧，内收型置于外侧。固定体位根据骨折类型选择不同体位，一般伸直型、

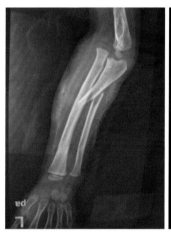
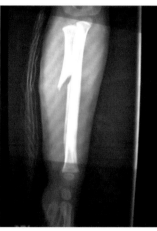

图7-2-5　孟氏骨折复位前X线片，尺骨上1/3骨折并桡骨头向前脱位

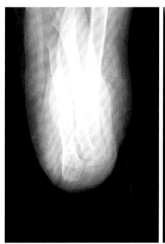
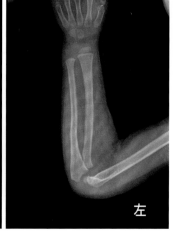

图7-2-6　复位后X线片示尺骨对位对线良好，桡骨头已复位

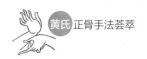
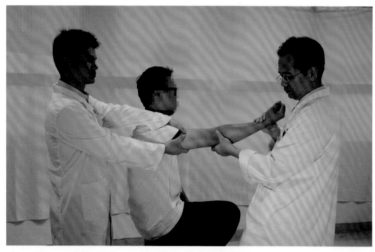
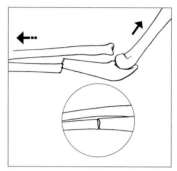

（a）第一步：拔伸牵引

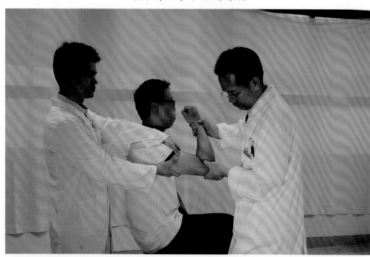
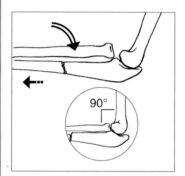

（b）第二步：屈肘90° 牵引旋转（桡骨小头复位）

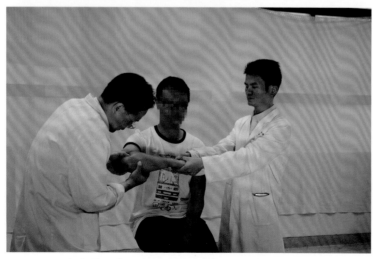
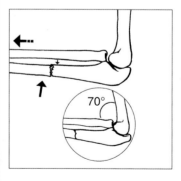

（c）第三步：按捺，夹挤分骨（尺骨复位）屈肘70°

图7-2-7　伸直型孟氏骨折手法复位示意图（右）

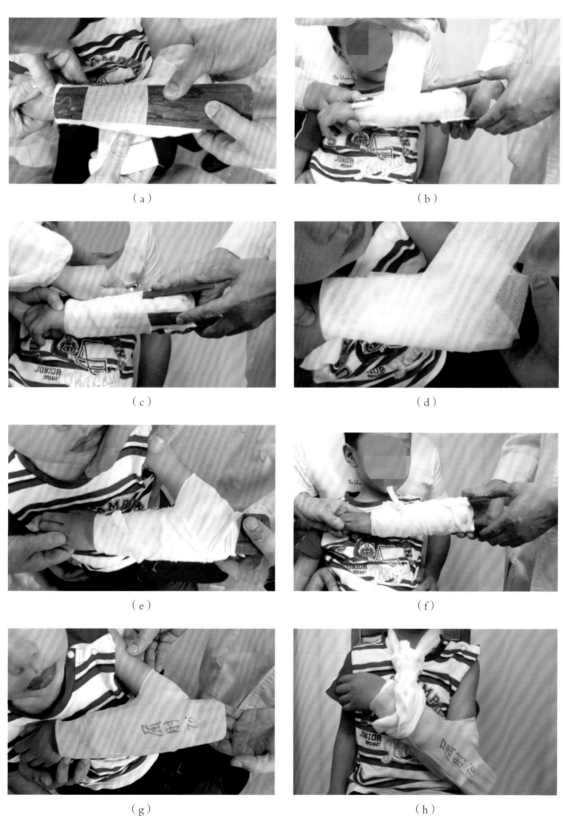

（a）

（b）

（c）

（d）

（e）

（f）

（g）

（h）

图7-2-8　伸直型孟氏骨折夹板包扎固定示意图

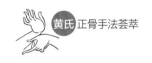

内收型及特殊型骨折固定于肘关节屈曲70°前臂中立位，2～3周骨折稳定后改为肘关节屈曲90°；屈曲型骨折固定于肘关节半伸直前臂中立位，2～3周骨折稳定后改为肘关节屈曲90°。

3. 康复治疗

（1）功能锻炼：治疗期间应鼓励患者积极进行适当的练功活动。初期先让患者握拳，屈伸腕关节，静力收缩上肢肌肉等活动。后期可练习关节各个方向活动，进行屈伸肘关节、大小云手等锻炼，活动范围及力量应循序渐进。

（2）物理治疗：可进行中药外洗或理疗等。

4. 药物治疗

按照骨折三期辨证施治。

【病案分享】

（1）某患者，男，8岁，走路时不慎跌倒，右手掌撑地致伤，引起右肘部疼痛、肿胀、畸形及活动受限，伤后3小时来广州市正骨医院就诊，检查发现：右肘部肿胀、疼痛、畸形，尺骨近端压痛明显，屈伸功能障碍，X线片示：右孟氏骨折（图7-2-9），行手法整复，屈肘70°位固定，复查X线片示：右孟氏骨折对位对线良好，桡骨小头脱位已复位（图7-2-10），两周后屈肘90°位外固定，1个月后复查骨折已经愈合，解除外固定：肘关节屈伸活动范围0°～140°，肘关节活动度已恢复正常（图7-2-11）。

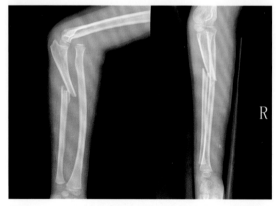

图7-2-9 就诊时X线片，右尺骨折向掌侧桡侧成角

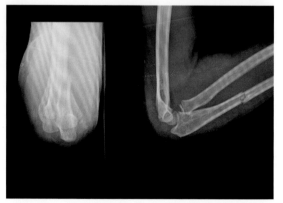

图7-2-10 复位后X线片，右尺骨骨折对位对线良好，桡骨小头脱位已纠正

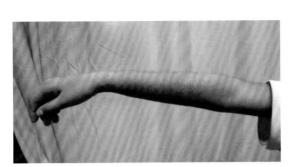
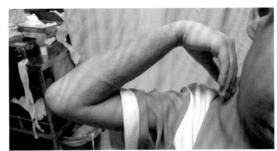
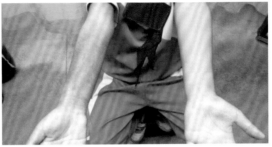

图7-2-11　右孟氏骨折1个月后拆除固定，右肘关节功能恢复情况

（2）某患者，女，4岁，跑步时不慎跌倒，右手掌撑地致伤，当时即觉右肘部疼痛、肿胀并活动受限，伤后1天来广州市正骨医院就诊，检查发现：右肘部肿胀、疼痛、畸形及活动受限，尺骨鹰嘴部压痛明显，屈伸功能障碍，X线片示：右孟氏骨折（图7-2-12），即行手法整复，屈肘110°位固定，复查X线片示：右孟氏骨折对位对线良好，桡骨小头脱位已复位（图7-2-13），4周后拆除外固定，按术后常规处理，1个半月后复查：骨折已经愈合，肘关节屈伸活动范围0°～140°，肘关节活动度已恢复正常，随访5年（如图7-2-14）。

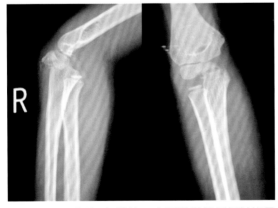

图7-2-12　就诊时X线片，右尺骨近端骨折并桡骨小头向前脱位

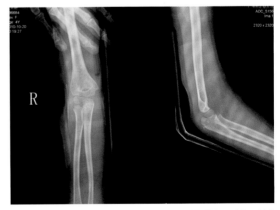

图7-2-13　复位固定后X线片，尺骨骨折对位对线良好，桡骨小头脱位已恢复

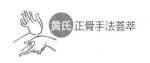
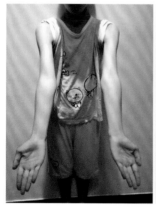
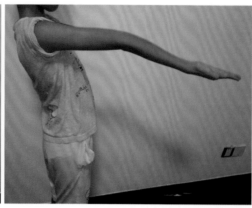
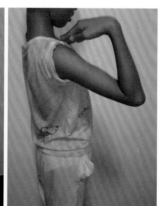

图7-2-14　右孟氏骨折随访5年右后肘关节功能恢复情况

（3）某患者，男，6岁，玩耍时不摔倒，左手掌撑地致伤，当时即觉左肘部疼痛、肿胀并活动受限，伤后5小时来广州市正骨医院就诊，检查发现：左肘部肿胀、疼痛、畸形及活动受限，尺骨鹰嘴部压痛明显，屈伸功能障碍。X线片示：左孟氏骨折（图7-2-15），即行手法整复，屈肘70°位固定。复查X线片示：左孟氏骨折对位对线良好，桡骨小头脱位已复位（图7-2-16），4周后拆除外固定，按常规骨折处理，1个月后复查：骨折已经愈合，肘关节屈伸活动范围0°～145°，肘关节活动度已恢复正常（图7-2-17）。

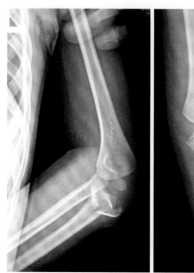
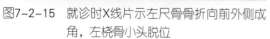
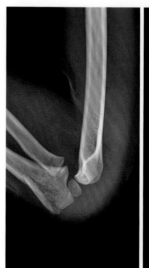
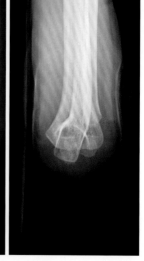

图7-2-15　就诊时X线片示左尺骨骨折向前外侧成角，左桡骨小头脱位

图7-2-16　复位后X线片示左尺骨骨折对位对线良好，桡骨小头脱位已恢复

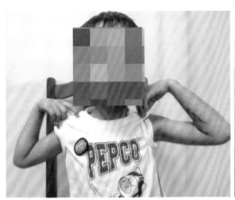
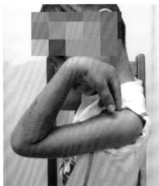
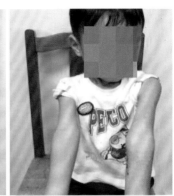

图7-2-17　左孟氏骨折1个月后复查左肘关节功能恢复情况

【经验小结】

关于孟氏骨折的治疗，我国历代骨伤科医师对此处骨折都极为重视。由于骨折后因肌肉的收缩作用及上肢重力的影响，常致骨折端移位。常由于骨折端的挤压或挫伤而引起桡神经损伤，因此在治疗时应仔细检查是否有腕下垂及伸拇指功能障碍，一般于2~3个月可自行恢复。在骨折复位过程中，如出现骨折端复位后有弹性样的再移位，或术者两手掌对压整复时，骨折端可勉强对位，但两手稍放松时，骨折端又再移位，考虑骨折端有软组织嵌入，此时宜采用拔伸牵引加回旋手法，推开嵌入的软组织，即可复位。对于伸直型孟氏骨折，易出现桡骨头再次脱出而畸形愈合，因此，我们采用屈肘70°位，通过肘部的深度屈曲，依靠软组织的挤压作用使得桡骨头复位后得到进一步的有效固定，防止再次脱出。手法复位后，部分患儿桡骨小头与肱骨小头位置仍未能达到百分之百对位，但检查患儿肘关节活动良好，可不必处理，予固定后定期换药观察，待肿胀消减后多可自行还纳。另外可根据临床辨证特点，采用补气养血、补肝肾、强筋骨类的中药治疗，有利于加速骨折愈合。

二、类孟氏骨折

【概述】

类孟氏骨折是一种受伤机制、影像学表现及治疗方法与孟氏骨折相似的骨折，由Bado于1967年首次提出。目前，临床对类孟氏骨折的流行病学、病因病机、分型乃至治疗标准均未有统一认识，特别是对于儿童患者，相关临床研究较少。

【分型】

目前类孟氏骨折分型标准尚未统一，于铁强等结合Bado、Jamese、Sferopoulos等分型

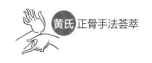

标准：

Ⅰ型为尺骨骨折（包括鹰嘴）伴桡骨颈骨折或桡骨近端骨骺损伤。

Ⅱ型为肘关节后脱位伴桡骨颈骨折或桡骨近端骨骺损伤。

Ⅲ型为尺骨和/或鹰嘴骨折伴肱骨外髁骨折。

Ⅳ型为尺、桡骨骨折伴桡骨颈骨折或桡骨近端骨骺损伤。

【研究进展】

类孟氏骨折作为儿童的一种少见损伤，文献中尚未见相关流行病学报道。多由于跌倒等低能量损伤引起。Ⅰ型损伤最常见，其次为Ⅲ型，Ⅳ型罕见。Givon等认为Ⅰ型类孟氏骨折治疗效果不理想，但我们认为Ⅱ型治疗效果更差。原因可能是前者研究对象包含成人，而成人Ⅰ型类孟氏骨折多是桡骨头骨折，复位困难，且为关节内骨折，所以疗效较差；但儿童Ⅰ型类孟氏骨折仅累及桡骨颈或伴桡骨近端骨骺损伤，不累及关节面，术后功能恢复较好；而儿童Ⅱ型类孟氏骨折因肘关节脱位引起的软组织损伤较严重，且儿童术后功能锻炼不配合，故效果较差。

三、盖氏骨折

【概述】

盖氏骨折（Galeazzi）为桡骨中下段1/3骨折合并下尺桡关节脱位，占前臂骨折3%～6%，以20～40岁成人男性多见。儿童桡骨中下1/3骨折可合并尺骨下端骨骺分离，而不发生下尺桡关节脱位。

【病因病机】

直接暴力或间接暴力引起盖氏骨折，以间接暴力多见。直接暴力如当前臂极度旋前位遭受暴力打击时，使桡骨下1/3发生骨折，同时尺骨小头向背侧脱位，常合并三角纤维软骨损伤及尺骨茎突撕脱骨折。儿童尺骨远端骨骺尚未闭合，常发生骨骺分离而无脱位。间接暴力如在前臂极度旋前位，手掌桡侧着地摔倒时，力从手掌经桡侧向上传导，产生桡骨下1/3骨折及尺骨小头脱位。

【临床分型】

Ⅰ型（稳定型）：多见于儿童，桡骨下1/3骨折无移位或轻度移位，合并下桡尺关节脱位，或远端背侧移位（掌侧成角），包括完全骨折和青枝骨折尺骨远端骨骺分离。

Ⅱ型（不稳定型）：桡骨下1/3骨折，短缩移位严重，下桡尺关节脱位明显（图7-2-18）。

Ⅲ型（特殊型）：下桡尺骨1/3骨折并下桡尺关节脱位（图7-2-19）。

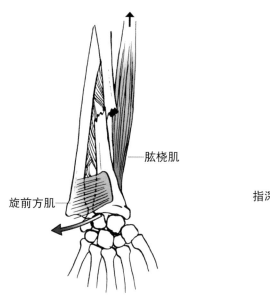

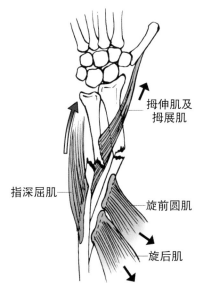

图7-2-18 盖氏骨折（不稳定型）   图7-2-19 盖氏骨折（特殊型）

【临床表现与诊断】

有明显外伤史，伤后前臂远侧疼痛、肿胀，前臂远端成角或短缩畸形，可触及突起的尺骨小头，腕关节活动尤其旋转活动受限。X线检查可见桡骨下1/3骨折，桡骨远折端向近侧移位，尺骨小头向背、尺侧移位脱位，下尺桡关节分离。根据受伤史、临床表现和X线检查可明确诊断（图7-2-20）。

【辨证论治】

盖氏骨折的治疗原则是必须矫正桡骨短缩、旋转和成角移位，同时包括下尺桡关节脱位。对Ⅰ型的儿童盖氏骨折可手法复位保守治疗，而对Ⅱ型骨折，即使复位良好，因旋前方肌、肱桡肌的牵拉，易发生再移位，因此常主张行手术治疗。

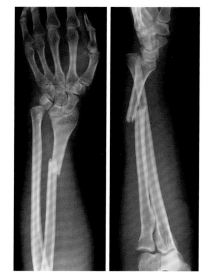

图7-2-20 左盖氏骨折X线片，桡骨下1/3骨折向背侧尺侧成角短缩移位并下桡尺关节脱位

1. 整复手法（图7-2-21、图7-2-22）

一般先整复桡骨，桡骨复位后下尺桡关节随之牵引后实现复位。若同时存在尺骨骨

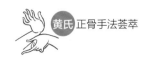

折可先整复尺骨，后整复桡骨骨折，再整复下尺桡关节。患者平卧或端坐位，肩外展、屈肘、前臂中立位略旋后位牵引，矫正重叠移位。术者用分骨手法，纠正桡骨远折端尺倾移位，用提按折端法纠正掌侧或背侧移位。若桡骨远端向掌侧移位，拇指按近端向掌侧加大成角，然后其示、中、环三指提远折端向背侧，使之对位。桡骨远折端向背侧移位者，拇指按远折端向掌侧，用力加大掌侧成角后，然后其示、中、环三指提近折端向背侧，使断端复位。最后术者用一手捏住整复的桡骨断端，一手扣挤下尺桡关节，使下尺桡关节复位。

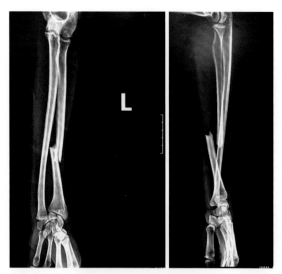 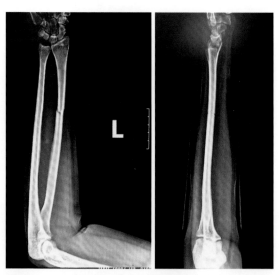

图7-2-21 左盖氏骨折复位前X线片，桡骨下1/3骨折短缩成角移位，并下桡尺关节脱位

图7-2-22 复位后X线片，桡骨对位对线良好，下桡尺关节脱位恢复

2. 固定方法

盖氏骨折保守治疗的难点并不在于骨折的整复，而在于复位后的骨折端的维持。单靠前臂4夹板固定并不能有效地限制前臂的旋转，容易引起骨折再移位及下尺桡关节脱位，因此我们建议配合中立板固定。夹板要求桡侧板平桡骨茎突，尺侧板平尺骨茎突。压垫放置要求，于断端掌背侧加分骨垫，分骨垫在折线远侧占2/3，近侧面占1/3，固定体位为前臂中立位，固定时间为4～6周。

【病案分享】

某患者，男，7岁，跌倒致右前臂肿痛、畸形，伤后1小时来诊，就诊时右前臂肿痛、畸形明显，查X线片提示右盖氏骨折（图7-2-23），予手法复位夹板固定后复查X线片提示骨折对位对线良好（图7-2-24）。按骨折整复术后常规处理，6周后拆除外固定，右前臂活动基本恢复正常（图7-2-25）。

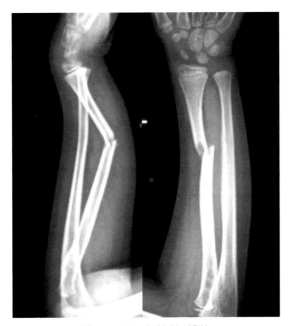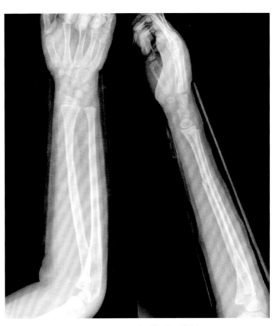

图7-2-23 复位前X线片　　　　　图7-2-24 复位后X线片

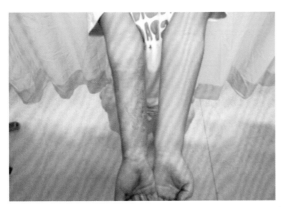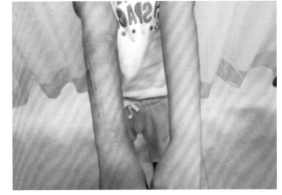

图7-2-25 右盖氏骨折6周后拆除固定，右前臂外观及功能恢复情况

【经验小结】

盖氏骨折是桡骨下段骨折合并下桡尺关节三角纤维软骨复合体的撕裂，对于儿童这是一种罕见的损伤。儿童的盖氏骨折不是表现为纤维三角软骨复合体的撕裂，而是代之以移位的尺骨远端骺板骨折，二者是等同的损伤。更要记住移位的尺骨远端骺板骨折中骨骺早闭的发生率是60%。多数盖氏骨折可通过手法复位夹板外固定治疗，固定时使前臂处于轻度的旋前位。类盖氏骨折时，如果还有足够的生长期，骨骺骨折具有塑形能

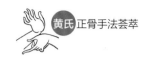

力，只要下尺桡关节复位，10°以内的对线不良可以塑形。但需指出的是，骨骺损伤容易导致生长停滞，手术将进一步加重骨骺的损伤。对于骨折严重对位不良、下尺桡关节不能复位或年龄较大不能塑形的患儿，应切开复位内固定。盖氏骨折复位有难度，影响复位及复位后位置的维持的主要因素有以下4个方面：①即使进行石膏固定，手部的重力作用仍会引起下尺桡关节半脱位及骨折向背侧成角；②位于掌侧的旋前圆肌的作用，可使桡骨向尺侧靠拢，并牵拉其向近侧及掌侧移位；③肱桡肌的收缩可使远骨折段旋转并向近侧靠拢移位；④拇外展肌及拇伸肌可使桡骨远骨折段向尺侧靠拢，向近侧移位。

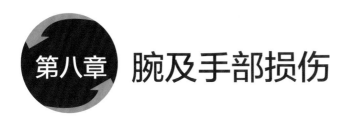

第八章 腕及手部损伤

第一节 腕及手部骨折

一、桡骨远端骨折

桡骨远端骨折是指距桡骨远端关节面2～3cm以内的骨折，多发于老年人，儿童常表现为桡骨下端骨骺分离。桡骨远端骨折是临床上最常见的骨折之一，约占全身骨折的10%，占急诊骨折病人的1/5，在广州市正骨医院平均一年有2000多例的桡骨远端骨折。传统祖国医学对桡骨远端骨折有着较早的描述，称之为辅骨下端骨折、昆骨下端骨折、手脉骨折。明·朱橚著《普济方·折伤门》首先对伸直型桡骨远端骨折进行了描述，并提出采用超腕关节夹板固定治疗；清代胡廷光著《伤科汇纂》一书则将桡骨远端骨折分为掌侧移位及背侧移位两种，并提出了相应的复位和固定方法，为后世所沿用。

临床上，根据受伤机制、骨折部位及骨折移位情况可将桡骨远端骨折分为伸直型骨折（Colles骨折）、屈曲型骨折（Smith骨折）、半脱位型骨折（Barton骨折）、桡骨茎突骨折及桡骨远端骨骺分离骨折等（图8-1-1）。

（一）伸直型桡骨远端骨折

【概述】

此类型骨折发生时，骨折远端向背侧移位，又称Colles骨折，由Abraham Colles于1814年详细描述并为后世所沿用。该骨折为人体最常见骨折之一，占所有骨折的6.7%～11%，多发于中、老年人，女性多于男性。

【病因病机】

伸直型桡骨远端骨折多为间接暴力引起，多因跌倒时肘部伸展，前臂旋前，腕关节背伸，手掌着地，应力作用于桡骨远端导致骨折。

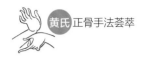
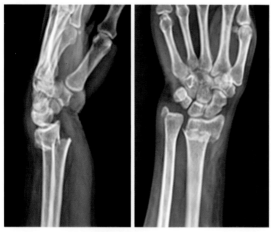

（a）伸直型桡骨远端骨折X线片

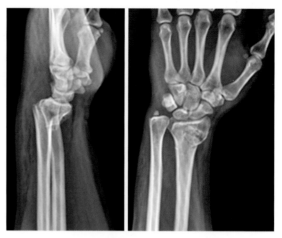

（b）屈曲型桡骨远端骨折X线片

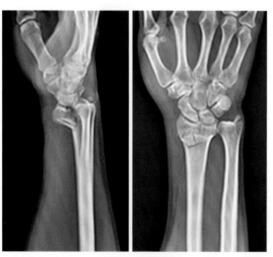

（c）半脱位型桡骨远端骨折X线片

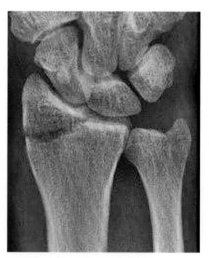

（d）桡骨茎突骨折X线片

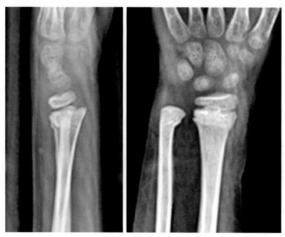

（e）桡骨远端骨骺分离骨折X线片

图8-1-1　桡骨远端骨折分型

【临床表现与诊断】

有明显外伤史，伤后出现腕关节疼痛、肿胀，有明显压痛，活动受限，查体皮下可出现瘀斑，尺桡骨茎突关系异常。骨折移位明显时，可出现典型的"餐叉状"或"枪刺样"畸形。X线片可明确骨折的类型及移位情况（图8-1-2）。根据受伤史、临床表现和X线片检查可明确诊断。

【辨证论治】

从临床实践看，桡骨远端骨折功能预后与骨折复位程度并不完全呈正相

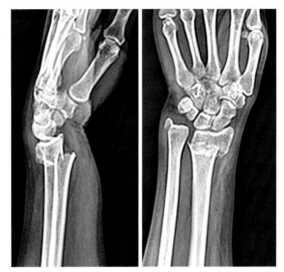

图8-1-2 左伸直型桡骨远端X线片，骨折端向掌侧成角，远折端向背侧移位

关，多数桡骨远端骨折尤其老年桡骨远端骨折患者，通过保守治疗常可以获得良好的功能。青壮年粉碎性骨折累及关节面且移位明显者可考虑手术治疗。

1. 整复方法（图8-1-3、图8-1-4）

（1）牵引折顶法：适用于桡骨远端骨折的各种类型。患者坐位或卧位，屈肘90°，前臂旋前位，一助手握住上臂，术者两手紧握手腕，双拇指并列置于骨折远端背侧Lister结节处，双示指置于骨折远端掌侧，其余三指紧扣患者大小鱼际，沿前臂长轴水平对抗

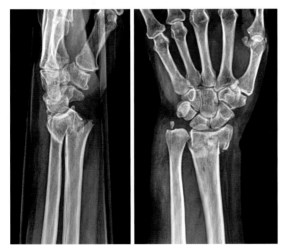

（a）左伸直型桡骨远端骨折复位前X线片，骨折端向掌侧成角

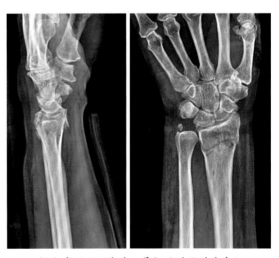

（b）复位后X线片，骨折端对位对线良好

图8－1－3 伸直型桡骨远端骨折复位前后X线片

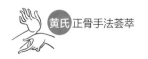
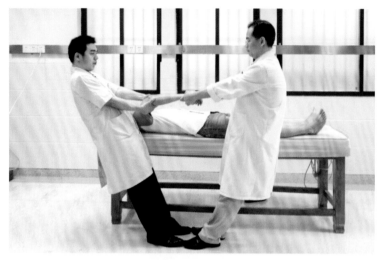
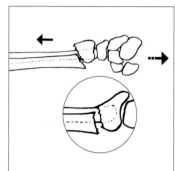

（a）第一步：拔伸牵引

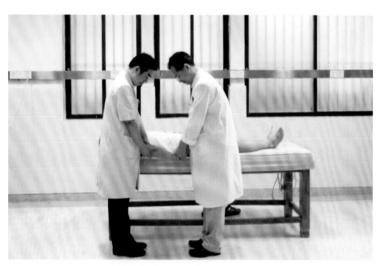
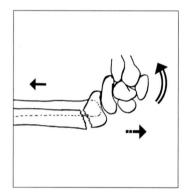

（b）第二步：反折

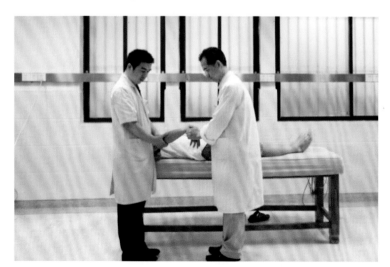
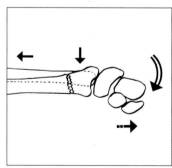

（c）第三步：掌屈

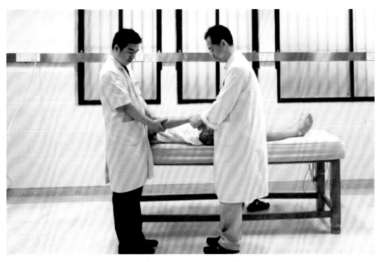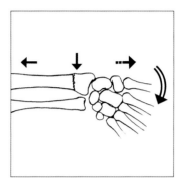

（d）第四步：尺偏

图8-1-4　右伸直型桡骨远端骨折牵引折顶整复方法示意图

牵引1～2分钟，待重叠基本矫正后，双拇指猛力向掌侧按压远折断端，反折以加大骨折成角，待双拇指触骨折背侧断端皮质相抵时，双示指配合双拇指骤然折顶尺偏，使骨折得到复位。要求按压加大成角与折顶掌屈尺偏瞬间同步完成，用力大小全凭术前对骨折移位、成角大小的掌握，以及手摸、心会合一的娴熟手法，如果骨折端重叠移位严重，则需要两助手分别维持牵引，术者单独进行反折及折顶掌屈尺偏。

（2）牵引旋转法：适用于"背靠背"骨折，即骨折的远折端及近折端尖峰相抵时，重叠移位明显，形成"背靠背"畸形，此时牵引折顶法往往难以纠正重叠移位，贸然折顶不仅无法复位，而且会损伤骨折尖峰端，引起二次骨折，因此使用牵引旋转法。患者平卧屈肘90°，前臂旋前位，一助手握住患者掌指，另一助手握住患者前臂近端做水平对抗牵引，尽可能矫正或减少重叠移位，术者两拇指分别置于骨折远、近端，根据逆损伤机制做相反方向的旋转动作，避开骨峰以达到复位效果。

（3）牵引提按法：适用于老年患者、骨折累及关节者、粉碎性骨折患者。患者平卧屈肘90°，前臂旋前位，一助手握住患者掌指，另一助手握住患者前臂近端做水平对抗牵引，待嵌插骨折基本矫正后，术者背对患者先矫正旋转移位及侧方移位，然后双拇指挤按骨折远端背侧，其他手指置近端掌侧向上端提，骨折即可复位，然后在维持牵引下用掌指根据骨折碎块情况，适当前后、左右捏合，以使碎骨块复位。

2.　固定方法（图8-1-5、图8-1-6、图8-1-7）

采用四夹板超腕关节固定，夹板要求：近端均达前臂中、上1/3处，远端背侧板达

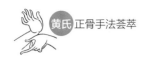

近排掌骨基底部，掌侧板达近侧腕横纹，桡侧板超腕关节，尺侧板下端平尺骨茎突处。压垫放置要求：远折端背侧桡侧、近折端掌侧加压垫，以防止骨折向背侧桡侧移位。维持在腕关节尺偏轻度掌屈位、前臂中立位固定，儿童固定时间约4周，老年患者固定时间4～6周，可根据X线片检查适当增减固定时间。

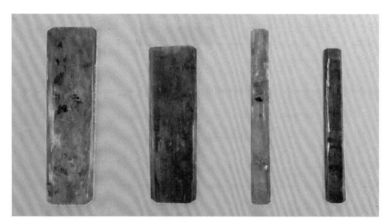

图8-1-5　桡骨远端骨折夹板

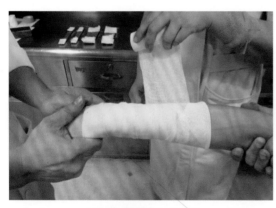

（a）敷药绷带包扎打底

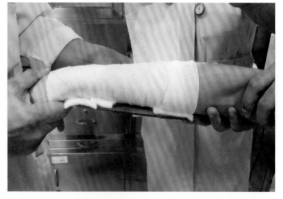

（b）放置底板和掌侧压垫

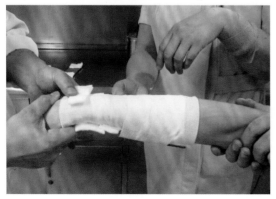

（c）放置背侧压垫

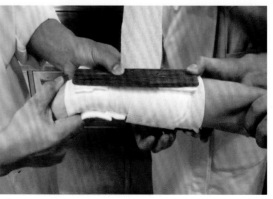

（d）放置背侧板

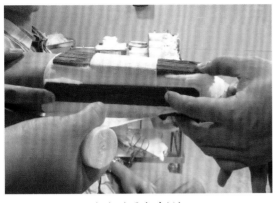

（e）放置内外侧板

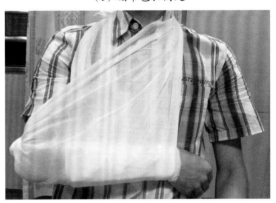

（f）绷带包扎固定

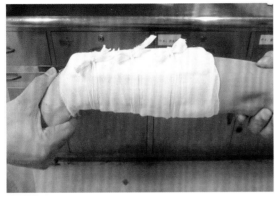

（g）边带包扎

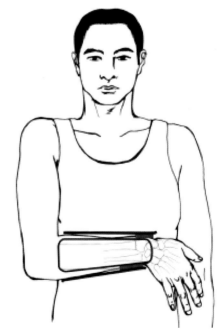

（h）三角巾悬吊固定

图8-1-6 桡骨远端骨折夹板固定流程

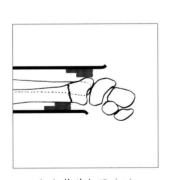

（a）垫片加压（1）

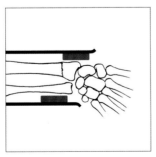

（b）垫片加压（2）

（c）桡骨远端骨折夹板固定外观

图8-1-7 右伸直型桡骨远端骨折夹板固定

169

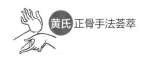

4. 康复治疗

（1）骨折早期治疗在复位固定后当天，应开始主动做手指关节屈伸活动，并逐渐增加运动幅度及用力程度，以促进肿胀消除。患肢未固定关节如肩关节、肘关节，可做主动屈伸活动，以预防肩手综合征。

（2）骨折中期治疗继续坚持手指抓握锻炼及手指的灵活性锻炼。行前臂旋转功能练习，内旋40°，外旋30°左右，逐渐加大，同时继续行肘肩关节屈伸活动。

（3）骨折后期治疗以关节松动术为主，可适当做腕关节屈伸、旋转活动。

【病案分享】

某患者，女，47岁，走路时不慎跌倒，左手掌撑地，引起左腕部疼痛、肿胀、畸形及活动受限，伤后2小时前来就诊，检查发现：左腕部肿胀、呈"餐叉样"畸形（图8-1-8），桡骨远端压痛明显，腕关节屈伸功能障碍，X线片示：左桡骨远端骨折，行手法整复夹板固定治疗，复位后复查X线片示：左桡骨远端骨折对位对线良好（图8-1-9）。按骨折复位术后常规处理，1个月后复查：骨折端骨痂生长，6周后拆除外固定，腕关节活动基本恢复正常。

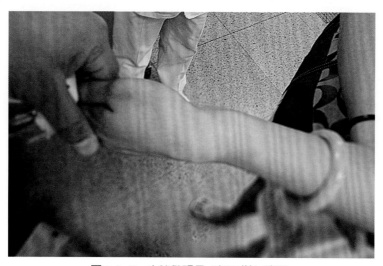

图8-1-8　左腕外观呈"餐叉样"畸形

【经验小结】

对于桡骨远端骨折，采用手法复位、杉树皮四夹板外固定，大多数患者都能达到满意效果。老年患者骨折后期应当注意功能康复，不要过分追求解剖对位。因老年患者保守治疗过程中，骨折中后期可能出现骨折断端嵌插或缩短，故老年患者桡骨远端骨折只要功能康复，患者往往都能接受。

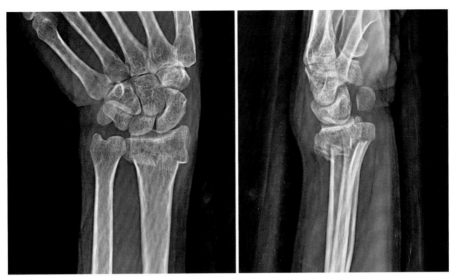

（a）复位前，骨折端向掌侧成角

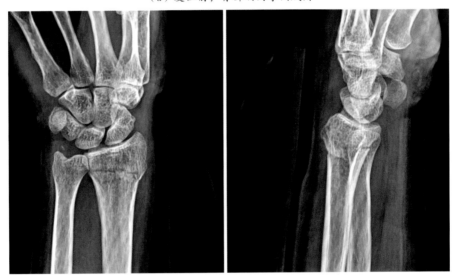

（b）复位后，骨折移位已纠正

图8-1-9　复位前后X线片对比

（二）屈曲型桡骨远端骨折

【概述】

此型骨折发生时，骨折远端向掌侧移位，又称Smith骨折，由Smith于1847年详细描述并为后世所沿用。屈曲型桡骨远端骨折较为少见，约占全身骨折的0.11%。

【病因病机】

屈曲型桡骨远端骨折多为间接暴力引起，如跌倒时，腕背着地，腕关节极度掌屈所致。

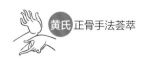

【临床表现与诊断】

有明显外伤史，伤后出现腕关节疼痛、肿胀，有明显压痛，活动受限，查体尺桡骨茎突关系异常。骨折移位明显时，可出现典型的"锅铲样"畸形。X线片可明确骨折的类型及移位情况。根据受伤史、临床表现和X线检查可明确诊断。

【辨证论治】

治疗原则与伸直型相似。

1. **整复方法**（图8-1-10）

（1）牵引提按法：患者坐位，患肢前臂旋前，掌心向下。助手固定前臂近端，术者

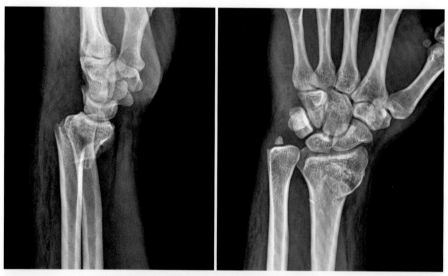

（a）左屈曲型桡骨远端骨折复位前X线片，桡骨远端向掌侧移位，向背侧成角

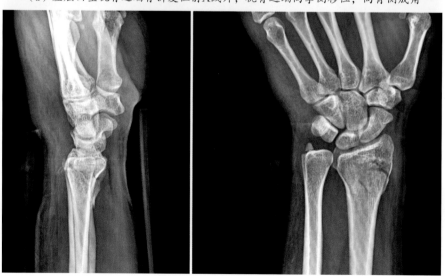

（b）左屈曲型桡骨远端骨折复位后X线片，对位对线良好

图8-1-10　左屈曲型桡骨远端骨折复位前后X线片对比

手握持腕部，与助手沿前臂轴线持续对抗牵引2～3分钟，以纠正重叠及嵌插，术者拇指置于骨折近端背侧用力向掌侧按压，余四指置于骨折远端掌侧用力向背侧提，同时将腕背伸尺偏，使之复位。

（2）牵拉折顶法：患者坐位或仰卧位，前臂旋后，助手固定前下段，术者手握持骨折远端，与助手沿前臂轴线持续对抗牵引2～3分钟，以纠正重叠及嵌插，术者拇指置于骨折远端向掌侧按压加大成角，待双拇指触骨折掌侧断端皮质相抵时，双示指置于骨折近端背侧配合双拇指骤然折顶尺偏，使骨折得到复位。

2. 固定方法

采用四块夹板超腕关节固定，远端背侧板达腕背横纹，掌侧板达掌骨近端，桡侧板下端超过腕关节，尺侧板下端平尺骨茎突，远折端掌侧桡侧、近折端背侧适当增厚压垫以防止骨折移位。固定于腕关节尺偏轻度背伸位前臂中立位，儿童固定时间约4周，老年患者固定时间4～6周，可根据X线片检查适当增减固定时间。

3. 康复治疗

同伸直型桡骨远端骨折。

（三）半脱位型桡骨远端骨折

【概述】

此型骨折表现为桡骨远端掌侧缘或背侧缘骨折合并桡腕关节半脱位，为关节内骨折，又称Barton骨折，由JR Barton于1838年首次描述并为后世所沿用。该骨折较为少见，占桡骨远端骨折的0.7%～10.7%。

【病因病机】

骨折多为间接暴力引起，骨折脱位受伤机制与伸直型及屈曲型类似，皆因跌倒时掌心或掌背着地引起腕关节极度背伸或掌屈所致，不同的是，此型背伸或掌屈角度较伸直型及屈曲型大。桡骨背侧缘骨折脱位时，腕关节极度背伸，月骨被反作用力推向背侧及桡骨远端背侧缘，导致背侧缘骨折，暴力继续作用则导致桡腕向背侧脱位。桡骨掌侧缘骨折脱位时，腕关节极度掌屈，应力沿腕骨冲击桡骨远端的掌侧缘，造成骨折及脱位。

【临床表现与诊断】

有明显外伤史，伤后出现腕关节疼痛、肿胀，有明显压痛，活动受限，桡骨远端掌侧或背侧呈隆起状。X线可明确骨折的类型及移位情况。根据受伤史、临床表现和X线检查可明确诊断。

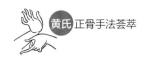
【辨证论治】

与伸直型或屈曲型桡骨远端骨折不同，半脱位型桡骨远端骨折属于关节内骨折，复位要求较高，且掌侧及背侧骨折块较小，腕关节极度不稳定，即使复位良好外固定也难以维持，容易发生移位，因此多建议手术治疗。

1. 整复方法（图8-1-11）

背侧缘骨折脱位时，患者取坐位或仰卧位，前臂中立，掌心向下，一助手固定患肢前臂近端，术者固定腕部及手，双拇指抵于背侧骨块，余指置于掌侧，与助手对抗牵引2～3分钟，拇指用力向掌侧及远侧推挤背侧骨折块，同时掌曲腕关节。掌侧缘骨折脱

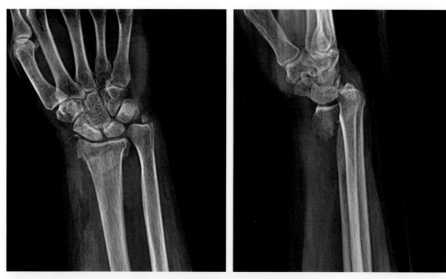

（a）右半脱位型桡骨远端骨折复位前X线片

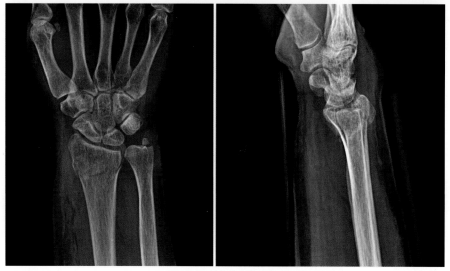

（b）右半脱位型桡骨远端骨折复位后X线片

图8-1-11　半脱位型桡骨远端骨折复位前后X线片对比

位，患者取坐位或仰卧位，前臂旋后，掌心向上，助手固定患肢前臂近端，术者固定腕部及手，术者双拇指抵于掌侧骨块，余指置于背侧，与助手对抗牵引2～3分钟，拇指用力向背侧及远侧推挤掌侧骨折块，同时背伸腕关节。

2. 固定方法

背侧缘骨折脱位的固定方法与伸直型桡骨远端骨折相似，掌侧缘骨折脱位的固定方法与屈曲型桡骨远端骨折相似。

【经验小结】

在对此类患者进行整复时，先整复腕关节脱位，后整复桡骨远端骨折。在整复桡骨远端骨折时要挤按小骨块，使其复位牵引下摇晃腕关节，通过近排腕骨中月骨、舟骨的活动作用使桡骨关节面趋向平整，从而使桡骨复位或接近解剖复位。3周后在活动肘关节的同时，应将前臂做旋后位固定。早期在夹板固定下锻炼前臂的旋转功能，在3～5周期间，在术者的牵引下做腕关节的早期活动，中后期在稳定的外固定下可早期活动腕、肘关节，做前臂旋转锻炼，以早日恢复肘关节功能。

（四）桡骨茎突骨折

【概述】

单纯桡骨茎突骨折较为少见，20世纪初曾称之为Hutchinson骨折，多为乘老式汽车撞击所致。单纯桡骨茎突骨折治疗并不难，但若骨折块较大且伴有桡腕关节半脱位，类似于Barton骨折，则治疗上较为棘手。

【病因病机】

常见于间接暴力致伤，多为跌倒时手掌着地，暴力沿腕舟骨冲击桡骨远端，造成桡骨茎突横形骨折，远端骨折块常向背侧、远端移位；部分可因腕关节强力尺偏，桡侧副韧带强力牵引桡骨茎突引起撕脱骨折。直接暴力作用于桡骨茎突也可导致骨折。

【临床表现与诊断】

有明显外伤史，伤后出现桡骨茎突部位肿胀疼痛，压痛明显，可扪及骨摩擦感。X线正位片可看到骨折线，常起自腕舟骨、月骨关节面相交处，向外走行止于桡骨茎突顶端近侧约1cm处，或表现为桡骨茎突部游离骨块。根据受伤史、临床表现和X线检查可明确诊断（图8-1-12）。

【辨证论治】

无移位的横形骨折及撕脱骨折，用夹板或短臂石膏托中立位固定4周即可，有移位的横形骨折需手法复位，部分骨折块较大合并腕关节半脱位者，手法复位困难且容易再移

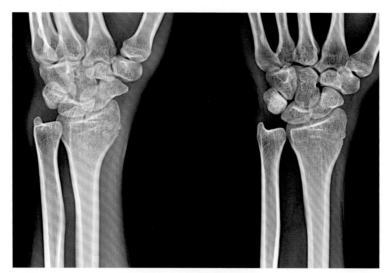

图8-1-12　左桡骨茎突骨折X线片

位，应考虑手术治疗。

1. 整复方法

患者坐位，患肢前臂旋前，掌心向下。助手固定患肢前臂近端，术者屈曲腕关节，手握持患者腕部，与助手沿前臂轴线持续对抗牵引，然后尺偏腕关节，用拇指抵于骨折块处向近侧掌侧按压，并屈曲腕关节，即可复位。

2. 固定方法

无移位的横形骨折及撕脱骨折可用夹板或石膏托固定于中立位，有移位的骨折可用夹板固定，夹板制作要求同伸直型桡骨远端骨折，应于桡骨茎突背侧外侧加厚压垫防止骨折再移位。

3. 康复治疗

同伸直型桡骨远端骨折。

（五）桡骨远端骨骺分离骨折

【概述】

桡骨远端骨骺分离骨折好发于5～15岁少年儿童，该年龄段患者桡骨远端骨骺尚未闭合，暴力作用于桡骨远端引起的骨折常表现为桡骨远端骨骺分离。骨折可为单独桡骨远端骨骺分离骨折，也可合并尺骨干骺端青枝骨折、尺骨远端骨骺分离、尺骨茎突撕脱性骨折，约占全身骨骺分离骨折的30%，多属于Salter-Harries Ⅱ型骨折。

【病因病机】

间接暴力致伤，受伤机制与伸直型或屈曲型桡骨远端骨折相同。

【临床表现与诊断】

症状体征与伸直型或屈曲型桡骨远端骨折相同，X线可见骨骺移位的同时，常伴有近端干骺端的三角形骨块一同移位。根据受伤史、临床表现和X线检查可明确诊断（图8-1-13）。

【辨证论治】

桡骨远端骨骺分离骨折属于骨骺损伤，对复位的要求相对于伸直型、屈曲型桡骨远端骨折来说更高，应尽可能接近解剖复位，以减少对生长发育的影响。对于手法复位失败、骨折不稳定再移位者应考虑手术治疗。

1. 整复方法

与伸直型或屈曲型桡骨远端骨折相同，手法复位时手法要轻柔，必须在充分牵引下，两断端完全分离后再矫正侧方移位，忌用暴力挤压骨骺端的骺板软骨。新鲜骨折复位时间愈早愈好，拖延时间会导致患肢肿胀加重，增加复位难度，并可造成更大损伤。手法整复力求一次成功，多次手法复位易造成骺板损伤。

2. 固定方法（图8-1-14）

采用前臂四夹板配合石膏固定于极度掌屈或背伸位，1～2周后复查X线片，骨折稳定后可拆除石膏，继续维持夹板固定于中立位2～4周。

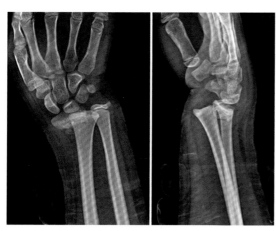

图8-1-13 右桡骨远端骨骺分离骨折X线片

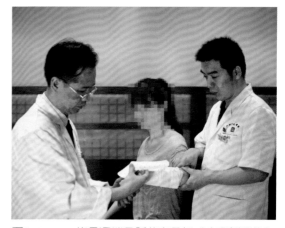

图8-1-14 桡骨远端骨骺分离骨折（向背侧移位）固定方法：夹板配合石膏盖固定于腕关节屈曲位

3. 康复治疗

同伸直型桡骨远端骨折。

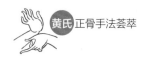

【病案分享】

某患者，男，12岁，运动时不慎撞击左手掌部引起左腕部疼痛、肿胀、畸形及活动受限，伤后3小时前来就诊，检查发现：左腕部肿胀、疼痛、畸形（图8-1-15），桡骨远端压痛明显，腕关节屈伸功能障碍，X线片示：左桡骨远端骨骺分离骨折（图8-1-16）。行手法复位夹板固定治疗，复位后（图8-1-17）复查X线片示：左桡骨远端骨骺分离骨折对位对线良好，骨折移位已复位（图8-1-18），骨折整复后定期复查换药，1个月后骨折已经基本愈合，5周后拆除外固定，腕关节活动度已恢复正常。

【经验小结】

桡骨远端骨折是骨伤科临床中最为常见的损伤之一。中医治疗桡骨远端骨折有着独特的优势，但临床上，仍有不少患者在治疗过程中出现再移位的问题，对此，我们总结分析原因并提出了相应的解决办法。

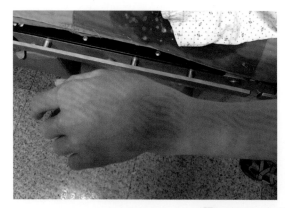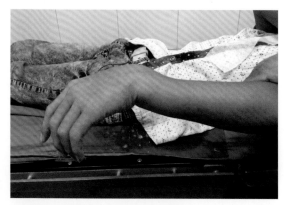

图8-1-15 复位前左腕关节外观

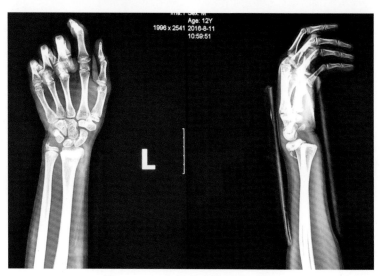

图8-1-16 复位前左腕关节X线片

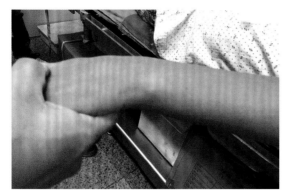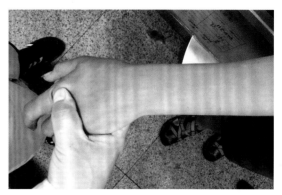

图8-1-17 复位后左腕关节外观

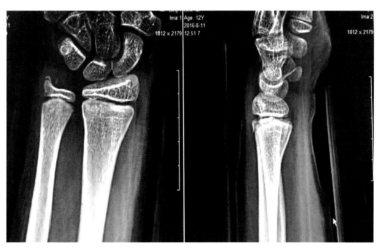

图8-1-18 复位后左腕关节X线片

（1）骨折复位成功后出现再移位：骨折复位成功后出现再移位的原因复杂，与骨折类型有关，原发损伤严重，尤其是移位严重，斜形、粉碎性骨折，即使成功复位以后亦有可能再移位。此类骨折应正确使用压垫，采用夹板固定。如果是粉碎性骨折，多数后期有缩短嵌插现象，老年患者则多反应迟钝，或有许多并发症，治疗时难以按照医嘱进行患肢的保护功能锻炼，经常随意活动患肢，很容易出现再移位，此类患者要嘱其及时定期复诊，复查X线片，出现移位可再次复位，并及时调整夹板位置和松紧度，以保证骨折对位良好。

（2）夹板固定后出现再移位：夹板固定的优点是取材方便、柔韧性好，但患肢消肿后夹板松紧度会发生变化，容易出现再移位。因此应嘱患者及时定期复诊，调整夹板松紧度。可应用压垫以防止再移位，在更换药物时，应在维持患肢牵引下进行。另外，固定时压垫、夹板放置不当，压垫过厚也会造成移位。

（3）固定位置不当引起移位：手法整复固定后，前臂宜固定在中立位，因为肱桡肌

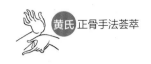

是一个很有力的肘关节屈肌，附着于桡骨远端骨折块处，当前臂旋前肱桡肌肌腱收缩时易产生骨折块移位。相反，当前臂固定在中立位时，肱桡肌的张力降低，此时移位的倾向最小。伸直型及屈曲型桡骨远端骨折宜固定于腕关节尺偏轻度掌屈或背伸位，极度掌屈或背伸位不利于肢体肿胀的消除，而且容易引起骨折移位。对于桡骨远端骨骺分离骨折，由于其稳定性较差，因此我们建议夹板配合石膏托固定于极度掌屈或背伸位以维持骨折端稳定，待骨痂生长骨折稳定后，再拆除石膏托继续维持夹板固定于轻度掌屈或背伸位，通过及时换药、调整夹板以降低极度掌屈或背伸位引起的肿胀及移位风险。

（4）手法治疗的适应证选择不当：骨折程度严重，且涉及关节面者，不适宜进行手法复位，即使进行了充分的复位，也难以维持。对于这样的骨折，我们建议直接进行手术治疗。

二、腕骨骨折

（一）腕舟骨骨折

【概述】

腕舟骨是近排腕骨中最近桡侧的一块，其独特的解剖形态和生物力学特点导致其骨折发病率是腕骨中最高的，多见于青壮年，约占腕骨骨折的71.2%。我国医学对腕舟骨骨折有较早认识，唐·蔺道人所著《仙授理伤续断秘方》中就详细记载了此种复位及夹板固定的具体方法。

【病因病机】

腕舟骨骨折大多都是由于传导暴力所致，如患者摔伤或坠落伤时，手掌着地，腕关节处于极度桡偏背伸位，使舟骨发生旋转，舟骨的桡背侧受桡骨茎突及远端背侧缘挤压而发生骨折。直接暴力打击可致舟骨结节部骨折。

【分型】

临床上分型较多，常用的对治疗有指导意义的有以下几种。

1. **按骨折部位分型**（图8-1-19）

（1）腰部骨折：占腕舟骨骨折的70%，由于进入舟骨的血管分布有个体差异，所以不同患者的愈合时间差别较大，约有30%的骨折可发生不愈合，不愈合常与固定时间不足及固定不牢固有关。

（2）近端骨折：占腕舟骨骨折的10%～15%，由于舟骨滋养血管自远端向近端走行，而骨折又常伤及此血管，所以近端骨折会因缺血坏死而发生不愈合。

（3）远端骨折：占腕舟骨骨折的10%～15%，舟骨远端舟骨结节为关节囊及韧带附着处，血供丰富，极少发生不愈合。

2. 按骨折稳定情况分型

（1）稳定型骨折：无移位或仅有侧方移位且移位小于1mm者；

（2）不稳定型骨折：侧方移位大于1mm，背侧或桡侧成角移位，伴有背伸不稳定或腕骨脱位者。

【临床表现与诊断】

常有明显外伤史，伤后可表现为腕关节局部的肿胀、疼痛。查体以鼻烟窝部位的肿胀、压痛最为明显，鼻烟窝凹陷消失，腕关节被动背伸桡偏或叩击第二、三掌骨头和被动伸拇、示指时腕部出现疼痛加重；X线检查腕关节正、侧、斜三个方位常可看到骨折线，必要时可加摄腕关节内旋、外旋45°位片以兹诊断；对于高度怀疑骨折X线片又无法确诊者，需完善CT或MRI检查，以明确诊断。

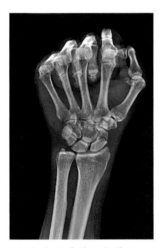 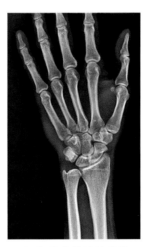 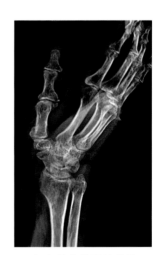

（a）腕舟骨腰部骨折　　（b）腕舟骨近端骨折　　（c）腕舟骨远端骨折

图8-1-19　腕舟骨不同部位骨折

【辨证论治】

舟骨骨折应根据骨折稳定情况选择相应治疗：稳定型骨折如无移位或轻度移位可考虑保守治疗；不稳定骨折由于韧带损伤严重，腕部极其不稳定，即使手法复位外固定也难以维持良好固定，容易发生再移位、坏死不愈合，故均建议手术治疗。

1. 整复手法

将患腕保持中立位，拇指向上，术者一手握住患肢手背轻度牵引并尺偏腕关节，另一手拇指在鼻烟窝部向尺侧按压舟骨结节，并逐渐加大力度，可感到细小摩擦感，即表

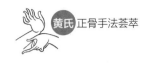

明骨折端相互嵌合并复位。

2. 固定方法

予以掌侧石膏托或者桡侧前臂短石膏夹固定，固定体位取骨折最稳定体位即可，常取腕关节背伸20°～30°轻度尺偏或腕关节中立位，固定时间根据骨折部位的不同而不同，如为远端骨折，因血运较好，固定4～6周即可愈合，如为腰部骨折，则须固定6～8周，如为近端骨折，则固定时间为8～10周。

3. 药物治疗

按照骨折三期辨证施治。

4. 康复治疗

（1）功能锻炼：治疗期间若病情允许，即应进行手指屈伸和握拳活动、肩部悬挂位摆动练习及肘关节活动。拆除固定后开始腕部的屈、伸主动练习，腕屈曲抗阻练习，增加前臂旋前、旋后练习，两手相对进行腕关节屈、伸练习和手掌平放于桌面向下用力做腕关节背伸抗阻练习，活动范围及力量应循序渐进。

（2）物理治疗：可进行中药外洗或理疗等。

（二）三角骨骨折

【概述】

三角骨是仅次于舟骨的最容易发生骨折的腕骨，三角骨骨折占腕骨骨折的20.4%。大多数三角骨骨折是伴随有韧带损伤的撕脱性骨折，常合并其他腕骨骨折脱位。

【病因病机】

三角骨骨折多由间接暴力引起，可继发于月骨周围脱位后骨折，由于三角骨有众多韧带附着，所以很少单独发生脱位。

【分型】

临床根据骨折部位分为背侧撕脱骨折和体部骨折。

1. 背侧撕脱骨折

跌倒时手部着地，腕过度背伸和尺偏旋转，同时前臂旋前，身体重量完全传递至腕部，钩骨与三角骨发生撞击，由此导致三角骨背侧骨折。

2. 体部骨折

较为少见，常因直接撞击或韧带牵拉所致，后者称为张力性骨折。

【临床表现与诊断】

有明显外伤史，外伤后腕关节疼痛；查体腕关节尺侧肿胀压痛；X线检查时，由于与月骨背侧影像重叠，三角骨骨折背侧的碎片在常规体位X线片上容易被漏诊，可加拍斜位以投射更多的三角骨影像（图8-1-20），或完善CT检查，即可明确诊断。如怀疑隐匿性骨折还可行MRI检查。

【辨证论治】

三角骨骨折常伴有其他腕骨脱位，治疗时可先整复脱位，再治疗三角骨骨折，该骨折预后较好，保守治疗即可获得良好疗效。一般的骨折可予以掌侧前臂短石膏托固定腕关节功能位，背侧夹板加压固定，固定时间约4周，治疗期间定期复查X线，对极少数移位严重不愈合的患者可手术治疗。

（三）豌豆骨骨折

【概述】豌豆骨骨折很少见，常合并其他腕骨骨折脱位发生。

【病因病机】

引起豌豆骨骨折的常为间接暴力，如跌倒时腕关节背伸，小鱼际着地，作用于豌豆骨上的地面反作用力可导致其骨折。由于豌豆骨是尺侧腕屈肌腱内的一块籽骨，其周围被肌腱包绕，因此骨折常为发生于肌鞘附着处的线形撕脱性骨折或粉碎性骨折。

【临床表现与诊断】

常有明显外伤史；症状为伤后腕关节掌尺侧疼痛，查体局部肿胀、压痛，尺偏旋转或者用力握拳或提端重物时疼痛加重，由于尺神经终末支经过豌豆骨边缘，因此部分患者会出现尺神经症状；X线检查常规正侧位片由于豌豆骨与三角骨重叠，因此不能清晰暴露骨折线，可加摄腕关节旋后20°～45°的前后斜位或腕管切线位X线片（图8-1-21），高度怀疑骨折时可完善CT及MRI检查以明确诊断。

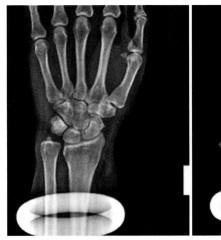

图8-1-20　左三角骨骨折X线片

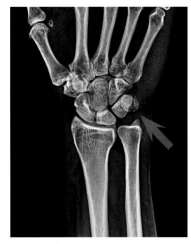

图8-1-21　右豌豆骨骨折X线片

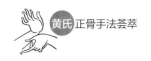

【辨证论治】

大多数豌豆骨骨折无明显移位，可采用石膏托固定于腕关节功能位4~6周。由于豌豆骨是手做精细动作的稳定点，因此若出现神经症状、骨不连、持续疼痛可行手术切除豌豆骨。

（四）大多角骨骨折

【概述】

大多角骨骨折是腕部常见骨折之一，仅次于腕舟骨骨折和三角骨骨折，常与第一掌骨基底骨折和桡骨远端骨折同时发生。

【病因病机】

大多角骨骨折多数是体部骨折或结节部骨折，第一掌骨在通过拇指内收传导暴力的作用下向近侧移位并撞击大多角骨可使其发生体部骨折，结节部骨折可由腕部韧带发生偏移、牵引或者旋转所致，掌弓的直接暴力或者临近掌弓区域的强力冲击都可使韧带牵引而发生体部骨折，结节部骨折也可由钩骨骨折或钩骨错位引起，这是因为大多角骨与钩骨是通过屈肌支持带连接在一起的。

【临床表现与诊断】

有明显外伤史；伤后腕关节桡侧局部肿胀、压痛，查体常有压痛，疼痛沿拇长伸肌腱放射，拇指活动可不受限，但拇指与其他手指的捏力减弱；X线检查手前后斜位平片多可显示大多角骨骨折（图8-1-22），X线检查不能确诊又高度怀疑骨折者可完善CT或MRI检查以明确诊断。

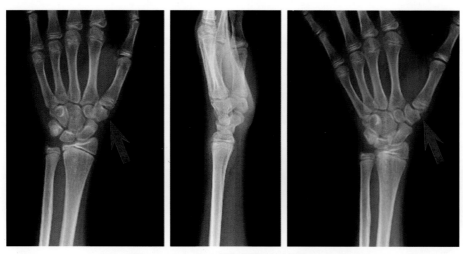

图8-1-22　左大多角骨骨折X线片

【辨证论治】

大多数大多角骨骨折可采用石膏托固定4~6周治疗，有移位的关节内骨折建议手术治疗以避免后期创伤性关节炎的发生。

（五）小多角骨骨折

【概述】

小多角骨位于腕骨第1、2列之间，被周围其他腕骨包绕，暴力不易伤及此骨，故骨折发生率较低。

【病因病机】

通常由于第二掌骨轴向的暴力引起。

【临床表现与诊断】

有明显外伤史，伤后腕关节桡侧局部肿胀、压痛，X线或CT或MRI检查可明确诊断。

【辨证论治】

无移位或移位不明显的骨折采用石膏固定，有移位或脱位的骨折建议手术治疗。

（六）头状骨骨折

【概述】

头状骨是最大的腕骨，位于诸腕骨中央，很少发生单独骨折，常合并其他腕骨骨折，如舟头综合征，如果骨折有移位，容易出现骨坏死。

【病因病机】

头状骨为腕部活动轴心，直接暴力与间接暴力均可引起骨折，直接暴力如撞击，通常伴有掌骨骨折及其他腕骨骨折；间接暴力使关节极度背伸，头状骨与桡骨关节面背侧相撞击，可发生头状骨颈部骨折，近端骨折块通常可以旋转90°~180°，腕关节过度掌屈也可以导致头状骨骨折。

【临床表现与诊断】

根据受伤史，局部肿胀、压痛的临床表现和X线检查可明确诊断（图8-1-23）。

【辨证论治】

没有移位的新鲜骨折可采用石膏固定，骨折移位

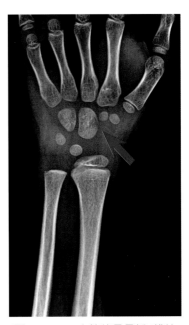

图8-1-23 左头状骨骨折X线片

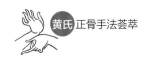

或如果骨折是舟头综合征的一部分则需手术治疗，治疗以解剖复位和恢复远排腕骨的高度为目标。头状骨骨折可能发生头状骨坏死，继而导致远排腕骨塌陷、舟骨旋转半脱位和伴有疼痛或僵硬的进行性腕部骨性关节炎。因此，头状骨骨折需早诊断、早治疗。

（七）钩骨骨折

【概述】

钩骨骨折很少见，钩骨骨折线可能通过关节面。

【病因病机】

跌倒时小鱼际着地后地面的反作用力或者经第五掌骨纵向传导的间接外力，均可引起钩骨骨折。

【临床表现与诊断】

通常有运动相关性外伤史，由于症状比较轻，病人容易忽视，直到出现持续的疼痛才引起重视，常表现为腕尺侧手掌侧肿胀、疼痛，钩骨局部压痛，用力握拳或者小指抗阻力外展疼痛加重。由于尺神经深支围绕钩骨钩，因此一些患者会出现尺神经症状；X线检查腕关节旋后20°前后斜位检查可见骨折（图8-1-24），CT及MRI可用来诊断隐匿性钩骨骨折。

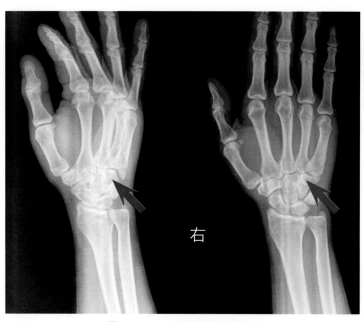

图8-1-24　右钩骨骨折X线片

【辨证论治】

新鲜无移位的骨折或撕脱性骨折采用石膏固定治疗，有移位的体部骨折建议手术治疗。陈旧骨折根据骨折部位及临床症状进行内固定或切除碎骨块。

三、掌骨骨折

（一）第一掌骨骨折

【概述】

掌骨又称驻骨、壅骨，掌骨骨折在手部骨折中较为常见，第一掌骨粗而短，骨折多发生在基底部，分为关节内、关节外两种类型，涉及关节内的骨折常合并腕掌关节脱位，本节仅论述关节外骨折（图8-1-25）。

【病因病机】

间接暴力和直接暴力均可引起骨折，间接暴力较多见，常为拇指纵向暴力冲击引起。骨折线常位于第一掌骨基底部1cm处的

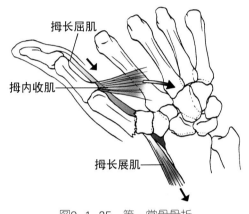

图8-1-25 第一掌骨骨折

骨折，多为横形或粉碎性骨折，远端向掌侧移位，近端向桡背侧移位，骨折向背侧、桡侧成角畸形。

【临床表现与诊断】

有明显外伤史；伤后第一腕掌关节处疼痛、肿胀，查体手拇指基底传导痛，可见桡背侧明显隆起，拇指呈轻度屈曲和内收畸形，拇指内收、外展及对掌功能受限；X线片可了解骨折及脱位情况。

【辨证论治】

第一掌骨骨折多可通过保守治疗获得良好疗效。

1. 复位方法

一助手固定前臂，术者一手牵拉固定患肢拇指轴向牵引，另一手拇指置于第一掌骨成角处，向掌侧尺侧推按即可完成复位（图8-1-26、图8-1-27）。

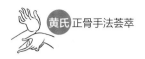

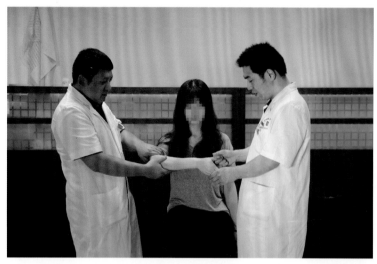

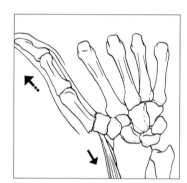

（a）第一步：牵引

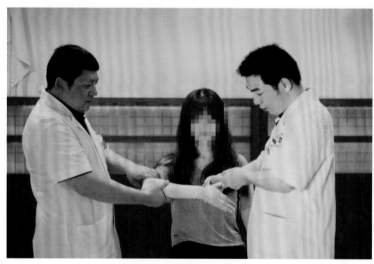

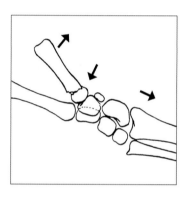

（b）第二步：推按

图8-1-26　右第一掌骨基底部骨折整复方法

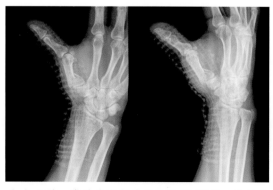

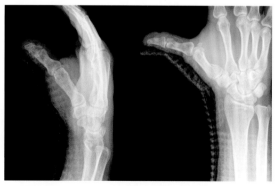

（a）右第一掌骨基底部骨折复位前X线片，骨折部向桡侧、背侧成角

（b）右第一掌骨基底部骨折复位后，对位对线良好，骨折断端稳定

图8-1-27　第一掌骨基底部骨折复位前后

2. 固定方法

用自制弧形夹板固定，于第一掌骨基底部外侧及背侧放置压垫，以防止骨折向背侧桡侧成角，并于第一掌骨背侧交叉"8"字绷带固定以维持拇指及第一掌骨于外展位，固定时间4~6周（图8-1-28）。

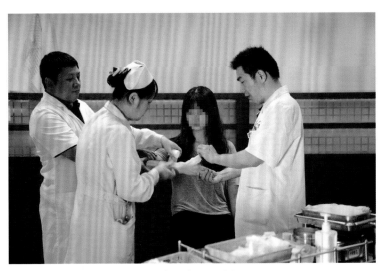

（a）第一步：敷药包扎

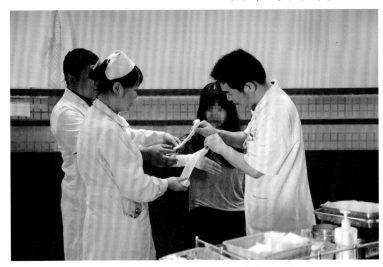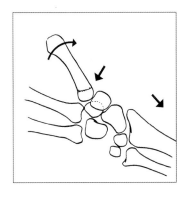

（b）第二步：自制弧形夹板外展位固定

图8-1-28　右第一掌骨基底部骨折固定方法

3. 康复治疗

（1）功能锻炼：骨折复位固定后即可开始。做其余手指关节的主动屈伸活动，并逐渐增加运动幅度及用力程度。活动患肢未固定关节，包括肩部悬挂位摆动练习和肘关节主动屈伸练习。拆除固定后行拇指的屈伸收展运动，捏皮球以锻炼手的内在肌肉力量。

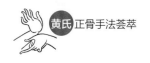

（2）物理治疗：可进行中药外洗或理疗等。

4. 药物治疗

按照骨折三期辨证施治。

（二）第二至五掌骨骨折

【概述】

第二至五掌骨较为细长，直接暴力如击打、挤压可造成单一或多个掌骨骨折。

【病因病机】

多由直接暴力如击打或挤压伤所造成，骨折类型以横断和粉碎者多见，扭转和间接暴力可造成斜形或螺旋形骨折。

【分型】

按骨折的部位可分型如下。

1. 掌骨头骨折

多为直接暴力所致，如握拳时掌骨头突出承受暴力。掌骨头骨折为关节内骨折，常见关节内游离的小骨折块或粉碎性骨折。

2. 掌骨颈骨折

又称为拳击骨折，多见于第五掌骨（图8-1-29），其次为第二掌骨，常由作用于掌骨头的纵向传导暴力所致，骨折后受骨间肌、蚓状肌及屈指肌牵拉向背侧成角，骨折可为横形、斜形或粉碎性。

3. 掌骨干骨折

多为直接暴力击打所致，多为横形骨折，骨折后受骨间肌、蚓状肌及屈指肌牵拉，向背侧尺侧或背侧桡侧成角。

4. 掌骨基底骨折

多为直接外力所致，多为粉碎性骨折，由于掌骨基底部前后左右均有韧带固定，因此骨折很少发生侧方移位及短缩，可有旋转移位。

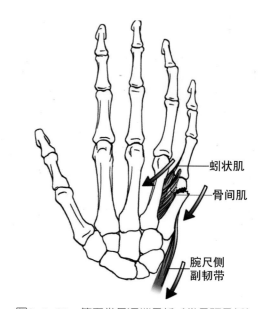

图8-1-29　第五掌骨远端骨折（掌骨颈骨折）

【临床表现与诊断】

有明显外伤史；伤后骨折部位肿胀，查体掌骨局部压痛，纵向叩击掌骨头可引起疼痛加重，掌指关节屈伸活动受限，掌骨颈及掌骨干骨折移位可触及畸形、骨擦感；X线检查手正斜位可明确骨折类型及移位情况（图8-1-30）。

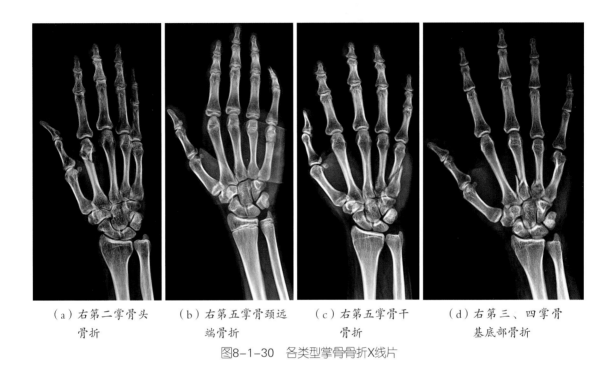

（a）右第二掌骨头 　（b）右第五掌骨颈远 　（c）右第五掌骨干 　（d）右第三、四掌骨
　　骨折　　　　　　　　端骨折　　　　　　　骨折　　　　　　　基底部骨折

图8-1-30 各类型掌骨骨折X线片

【辨证论治】

绝大多数掌骨骨折经保守治疗可获得良好疗效，对于不稳定骨折、影响关节面的掌骨头骨折可行手术治疗。掌骨骨折保守治疗既要充分固定又要适当早期活动，以利于手功能的恢复。

1. 复位方法

（1）掌骨颈骨折：以第五掌骨远端骨折为例（图8-1-31）。患者仰卧或坐立位，前臂旋前腕关节中立位，助手双手紧握患肢腕部，术者一手紧握骨折掌骨对应的手指，与助手对抗沿掌骨轴线牵拉，另一手拇指置于骨折背侧突起处向掌侧按压，检查掌骨背侧平整即可。

（2）掌骨干骨折：与掌骨颈骨折复位手法相似，对抗牵引按压骨折端纠正成角畸形后，再用拇指与示指于掌骨骨间隙挤压并纠正其侧方移位，最后屈曲掌指关节，于掌骨头处沿纵轴加压，检查骨折对位及稳定情况。

（3）掌骨基底骨折：掌骨基底骨折常无明显移位，可不做整复，部分患者由于基底部粉碎性骨折而出现短缩旋转，可沿掌骨轴线方向牵拉患指，纠正短缩及旋转。

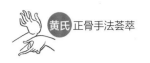
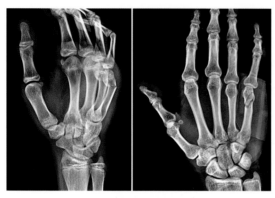

（a）复位前X线片，骨折向背侧成角　　　　　　（b）复位后X线片，对位对线好

图8-1-31　右第五掌骨颈骨折复位前后X线片

2. 固定方法

（1）掌骨颈骨折：掌侧夹板托配合背侧小夹板固定，掌侧夹板制作要求覆盖二至五掌骨，桡侧抵大鱼际肌缘，远端超掌指关节抵近节指间关节，近端抵腕横纹，背侧夹板宽度要求抵骨折掌骨相邻两掌骨边缘，长度要求远端超掌指关节，近端超骨折线约3cm，以骨折处为中点放置；可于掌骨远端掌侧及近端背侧成角处放置压垫，两点加压固定，固定时间为4～6周（图8-1-32、图8-1-33，以第五掌骨远端骨折为例）。

（2）掌骨干骨折：掌侧夹板托配合背侧小夹板固定；夹板及压垫放置要求与掌骨颈骨折相似，但要求掌侧夹板远端抵掌指关节即可，不需超关节固定；掌骨间可用分骨垫

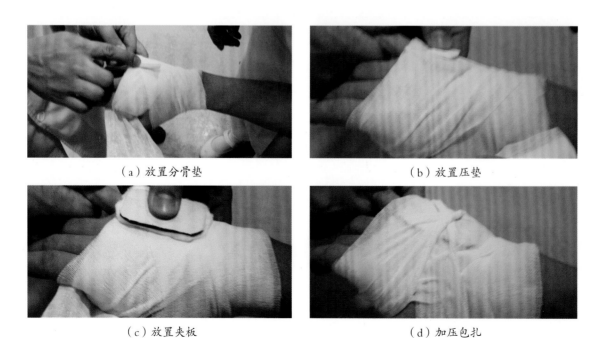

（a）放置分骨垫　　　　　　　　　　　　　　（b）放置压垫

（c）放置夹板　　　　　　　　　　　　　　（d）加压包扎

图8-1-32　右第五掌骨远端骨折的固定方法

分骨以防止骨折左右移位；固定时间为4～6周。

（3）掌骨基底骨折：掌侧夹板托配合背侧小夹板固定；夹板及压垫放置要求与掌骨干骨折相同，固定时间为4～6周。

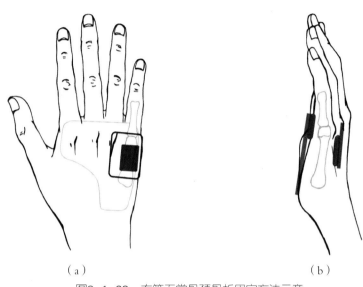

（a）　　　　　　　　　　　　　　（b）

图8-1-33　右第五掌骨颈骨折固定方法示意

3. 康复治疗

（1）功能锻炼：手指关节主动屈伸活动，并逐渐增加运动幅度及用力程度，可沿掌骨轴线牵拉患指，以防止短缩。做腕关节屈伸活动，角度由小到大，逐渐加大活动范围，以防止肌腱粘连和肌萎缩。患肢未固定关节的活动，包括肩部悬挂位摆动练习和肘关节主动屈伸练习。拆除固定后行手指的屈伸收展运动、捏皮球以锻炼手的内在肌肉力量。

（2）物理治疗：可进行中药外洗或理疗等。

4. 药物治疗

按照骨折三期辨证施治。

【病案分享】

某患者，男，32岁，于打拳时不慎撞击左手掌部致伤，引起左掌疼痛、肿胀、畸形及掌指关节活动受限，伤后1小时前来就诊，检查发现：左第二掌骨处肿胀、疼痛、畸形，第二掌骨远端压痛明显，掌指关节屈伸功能障碍，X线片示：左第二掌骨远端骨折，行手法整复，夹板固定，复查X线片示：左第二掌骨远端骨折对位对线良好，骨折移位已复位（图8-1-34）。3周后拆除外固定，按术后常规处理，1个月后复查：骨折已经愈合，腕关节活动度已恢复正常。

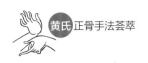

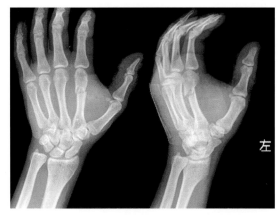
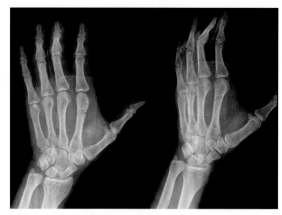

（a）复位前，左第二掌骨远端骨折，向背侧成角　　　　　　　（b）复位后，骨折对位对线良好

图8-1-34　左第二掌骨远端骨折复位前后X线片

【经验小结】

　　既往观点认为，掌骨颈骨折复位行之有效的方法是将掌指关节及近侧指间关节各屈曲90°即"两个90°法"，背向挤压近节指骨，用近节指骨基底部托起掌屈的掌骨头，再在此位置上固定，以使掌指关节侧副韧带紧张，防止其挛缩影响日后功能。但我们在临床上观察发现，患者长期固定于两个90°会感到极度不适；此外，复位固定后，石膏并不能提供足够支撑力让近节指骨基底部托起掌屈的掌骨头。再者，掌指关节固定于90°后，指伸肌腱紧张并压迫掌骨头，可引起骨折远端向掌侧移位，加大骨折背侧成角畸形，所以我们建议掌指关节伸直位固定。伸直位固定虽然会引起掌指关节副韧带的松弛并挛缩，但由于手掌指屈肌的力量强于伸肌的力量，因此解除固定后通过简单的功能锻炼，掌指关节即可恢复良好的活动度。

四、指骨骨折

　　指骨骨折是手部最常见的骨折，亦称竹节骨骨折。指骨骨折发病率很高，占四肢骨折的首位，约占全身骨折总量的18%。骨折可发生在指骨近节、中节或末节，可单发或多发，多见于成人。指骨纤长，关节多，解剖复杂，骨折后复位容易，但固定较难，若治疗不当，易诱发骨折畸形愈合、关节囊挛缩、肌腱粘连等多种并发症。

（一）近节指骨骨折

【概述】

　　近节指骨骨折常发生于指骨干，骨折后近端受骨间肌的牵拉可向掌侧移位，远端受指总伸肌腱牵拉可向背侧移位，形成向掌侧成角畸形。骨折端刚好顶在指屈肌腱上，若不及时复位，容易形成粘连影响指屈肌腱活动。

【病因病机】

间接过伸暴力、直接暴力打击均可造成骨折。

【临床表现与诊断】

有明显外伤史，伤后出现手指局部疼痛、肿胀，手指伸屈功能受限。有明显移位时，可有成角畸形，同时可扪及骨擦感；X线摄手指正侧位片可了解骨折移位情况（图8-1-35）。

【辨证论治】

指骨骨折应尽量做到解剖复位，不能有成角、旋转、重叠移位畸形，以免妨碍肌腱的正常滑动，造成手指不同程度的功能障碍。指骨骨折复位较简单，但维持固定较为困难，保守治疗需注意防止骨折再移位。部分不稳定骨折、开放性骨折可行手术治疗。

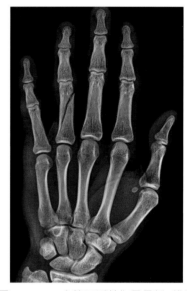

图8-1-35 左第四近节指骨骨折X线片

1. 复位方法（图8-1-36）

患者取坐位，助手固定患肢腕部，术者一手固定患指远节指骨并作轴向牵引，另一手拇指抵于骨折远端背侧，示指抵于骨折掌侧成角处，其余三指固定患指中节及远节手指，双手沿指骨轴线对抗牵引，以抵于骨折成角处的示指为支点，拇指向掌侧加压，纠正成角畸形，再用拇指、示指左右对捏骨折断端以纠正侧方移位。

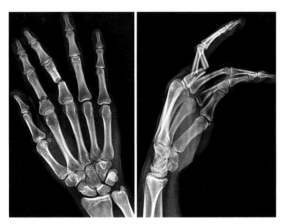 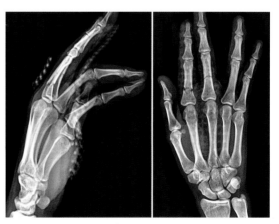

（a）复位前，骨折向掌侧成角 　　（b）复位后，骨折对位对线良好

图8-1-36 右第二、三近节指骨骨折复位前后X线片

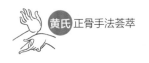

2. 固定方法

前2周采用伸直位固定，第3周采用"抓绷带固定法"（图8-1-37）固定，将患指屈置于绷带卷或小圆柱状固定物上，使手指处于功能位。拇指骨折可单固定患指，其余四指骨折常将邻近一两个手指同时固定，总固定时间为4～6周。

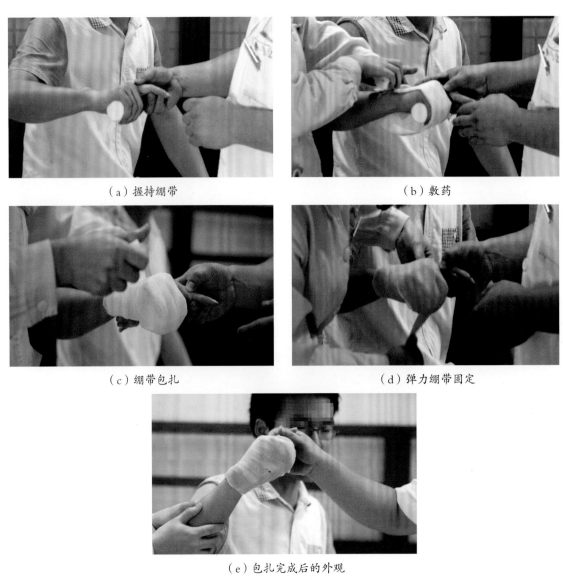

（a）握持绷带　　　　　　　　　　（b）敷药

（c）绷带包扎　　　　　　　　　　（d）弹力绷带固定

（e）包扎完成后的外观

图8-1-37　指骨骨折"抓绷带固定法"包扎

【经验小结】

指骨骨折复位要求较高，手法整复后可通过指骨与手舟骨的解剖关系即单独屈曲每个手指时指尖均指向舟骨结节，以大致判断复位效果。如复位后屈曲手指，其指尖指向舟骨结节的桡侧或尺侧，伸指时出现指甲旋前，则说明骨折有旋转或侧方成角畸形，必须予以纠正，否则会造成骨折愈合后握拳时出现交叉手指，影响手外观及功能。

（二）中节指骨骨折

【概述】

中节指骨骨折发生的概率较近节指骨低，骨折类型及移位情况取决于损伤机制和肌肉作用力的大小。

【病因病机】

直接或间接暴力均可引起骨折，间接暴力造成的骨折常为斜形或螺旋形，而直接暴力打击可导致横形或粉碎性骨折。

【分型】

根据骨折部位常可分为以下几型。

1. 指骨头骨折

骨折线呈T形或Y形，骨折块为三角形，受侧副韧带牵拉作用，有侧方和短缩移位趋势。

2. 指骨颈、指骨干骨折

若骨折线位于指浅屈肌腱止点近侧，近端受指浅屈肌腱牵拉屈向掌侧，骨折远端受指伸肌腱牵拉向背侧移位，骨折向掌侧成角；若骨折线位于指浅屈肌腱止点远端，则骨折向背侧成角。

3. 基底部骨折

多为基底肌腱附着处撕脱骨折，撕脱的骨折块常向近端移位，可合并近节指间关节脱位。

【临床表现与诊断】

有明显外伤史，伤后出现手指局部疼痛、肿胀，手指伸屈功能受限；有明显移位时，可有成角畸形，同时可扪及骨擦感；X线摄手指正侧位片可了解骨折移位情况（图8-1-38）。

【辨证论治】

不稳定的指骨颈或指骨干骨折或移位明显的指骨头骨折、指骨基底部撕脱性骨折建议手术治疗，其余骨折可考虑手法复位外固定治疗。

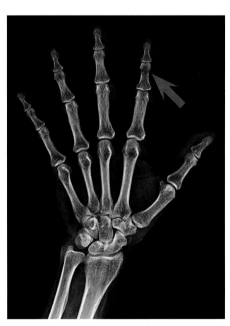

图8-1-38 左第二指中节指骨骨折X线片

1. 复位方法

骨折向掌侧成角者复位手法同近节指骨骨折。骨折向背侧成角者，则以拇指抵于患指背侧骨折成角处，示指抵于远端，在牵引状态下拇指向掌侧，示指向背侧加压，纠正成角畸形。指浅屈肌腱止点处的撕脱性骨折复位时需屈曲指间关节放松屈肌腱，再用拇指向远端推挤按压骨折块复位。背伸肌腱止点处的撕脱性骨折复位时伸直指间关节，再用拇指向远端推挤按压骨折块复位（图8-1-39）。

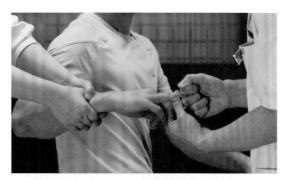

图8-1-39 中节指骨骨折复位方法

2. 固定方法

建议早期伸直位4夹板固定，3周后改为"抓绷带固定法"固定（图8-1-40）。

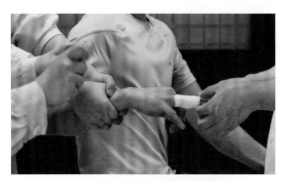

（a）敷药包扎

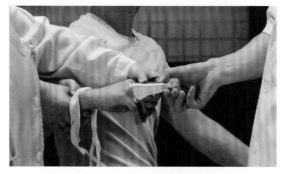

（b）放置上下板

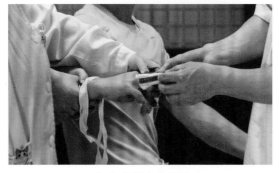

（c）放置内外侧板

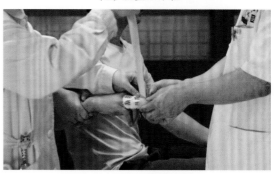

（d）包扎固定

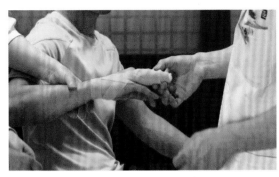
（e）包扎完成后侧面外观

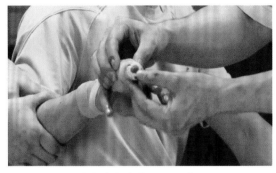
（f）包扎完成后正面外观

图8-1-40 中节指骨骨折固定方法示意图

（三）远节指骨骨折

【概述】

远节指骨骨折发生概率较中节、近节高，占手部骨折首位。

【病因病机】

直接暴力如重物砸伤可引起粉碎性骨折，由于远节指骨背侧有坚韧的甲板及甲床，掌侧有呈放射状的纤维束，因此骨折常无明显移位。间接过屈暴力可引起背侧基底部撕脱性骨折，形成锤状指。

【临床表现与诊断】

有明显外伤史，伤后出现手指局部疼痛、肿胀，手指伸屈功能受限，同时可扪及骨擦感；X线手指正侧位摄片可了解骨折移位情况（图8-1-41）。

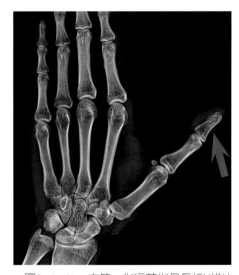
图8-1-41 左第一指远节指骨骨折X线片

【辨证论治】

大部分远节指骨如指骨末端粗隆及骨干骨折常无明显移位，均可保守治疗。基底部背侧撕脱骨折对日后手指功能影响不大，但容易形成锤状指，对外观要求高者可行手术治疗。

1. **整复方法**

术者用双手拇指和示指在骨折处内、外侧和掌、背侧进行捏挤，以矫正侧方和掌侧移位。远节指骨基底部背伸肌腱止点撕脱骨折整复时，只要将近节指间关节屈曲，远侧指间关节过伸，术者用拇指向远端推挤骨折块即可复位。

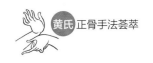

2. 固定方法

采用掌侧夹板或支具托超近节指间关节，于手指完全伸直或过伸位固定，固定时间4~6周。

【经验小结】

对于远节指骨基底部背伸肌腱止点撕脱性骨折所形成的锤状指的治疗，既往观点认为固定时远节指间关节要维持过伸位，放松伸肌腱，而近节指间关节则固定于功能位以防止指间侧副韧带挛缩，但我们通过临床观察发现，屈曲近节伸肌腱将引起伸肌腱紧张，牵拉骨折块引起移位，伸直近节指间关节固定更利于骨折块的稳定，而近节指间关节功能完全可以通过中后期的功能锻炼得到恢复，因此我们推荐近节指间关节完全伸直或过伸位固定。

第二节　腕及手部脱位

一、桡腕关节脱位

【概述】

桡腕关节脱位十分罕见，好发于青壮年，多合并其他部位的骨折或脱位。

【病因病机】

桡腕关节脱位往往由直接暴力引起，不同的暴力方向可分别导致掌侧或背侧脱位，以背侧脱位常见，可合并桡骨茎突或关节面骨折。

【临床表现与诊断】

腕部畸形、肿胀、疼痛、活动受限，伴有正中神经和尺神经损伤时出现相应临床症状。X线正侧位片可显示脱位情况及有无合并骨折。

【辨证论治】

新鲜脱位行手法复位保守治疗，开放损伤及伴有神经损伤者建议手术治疗。

1. 整复手法

患者取坐位，患肢旋前位，助手握前臂上段，术者双手紧握患肢腕部，在与助手维持对抗下，用示指向背侧托顶桡骨远端，同时牵腕掌屈，并用拇指从背侧向掌侧压按手舟骨、月骨即可复位（图8-2-1）。

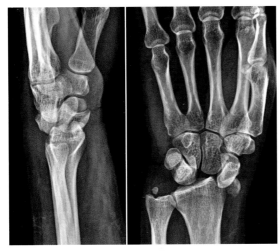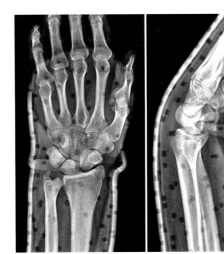

（a）复位前　　　　　　　　　　　（b）复位后

图8-2-1　左桡腕关节脱位复位前后X线片

2. 固定方法

早期固定于腕关节掌屈位，中后期改为腕关节功能位，总固定时间为4～6周。

3. 药物治疗

按照脱位早、中、晚三期辨证施治。

4. 功能康复

（1）功能锻炼：治疗期间若病情允许，即应进行手指屈伸和握拳活动，肩部悬挂位摆动练习及肘关节活动。拆除固定后开始腕部的屈、伸主动练习，腕屈曲抗阻练习，增加前臂旋前、旋后练习，两手相对进行腕关节屈、伸练习和手掌平放于桌面向下用力做腕关节背伸抗阻练习，活动范围及力量应循序渐进。

（2）物理治疗：可进行中药外洗或理疗等。

二、腕骨脱位

（一）月骨脱位

【概述】

月骨脱位与月骨周围脱位是最常见的腕骨脱位，占腕部损伤的10%，临床上以月骨掌侧脱位为多，常合并腕舟骨骨折，称为经舟骨月骨脱位。

【病因病机】

跌倒时手掌先着地，腕部极度背伸尺偏，月骨被头状骨及桡骨挤向掌侧而脱位。

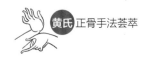

【临床表现与诊断】

有明显外伤史，伤后腕部肿胀压痛，查体可触及腕前掌侧脱出的月骨，手指屈曲困难，腕关节呈屈曲位，不能背伸，握拳时第三掌骨头有明显塌陷，叩击该掌骨头有明显疼痛。正中神经亦可受压而致手指伸直功能障碍，手掌桡侧3个半手指感觉异常。X线检查正位片月骨呈三角形，侧位片可见月骨脱向掌侧，桡骨与舟骨掌侧缘连线不呈C形而呈V形，半月形凹面转向掌侧（图8-2-2）。

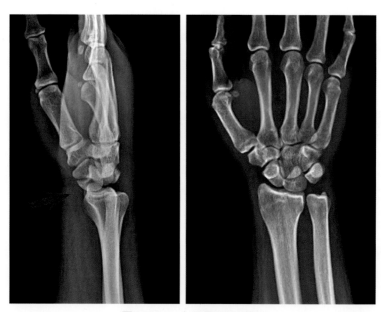

图8-2-2　右月骨脱位X线片

【辨证论治】

新鲜月骨脱位可以尝试手法复位，手法复位失败、复位后不稳定或者陈旧性月骨脱位可手术治疗。

1. 复位手法

肘关节屈曲90°，助手和术者分别握住肘部和手指对抗拔伸牵引，徐徐使前臂旋后（即仰掌），腕关节背伸，使桡骨与头状骨之间的关节间隙加宽，术者两手握住患者腕部，两手拇指用力推压月骨凹面的远端，迫使月骨回纳入桡骨和头状骨间隙，同时使腕在对抗牵引中逐渐掌屈，若月骨有滑动感、中指可以伸直，则表明已复位。

2. 固定方法

用石膏托将腕关节制动于掌屈30°～45°位3～4周。

3. 康复锻炼

（1）功能锻炼：治疗期间若病情允许，即应进行手指屈伸和握拳活动。拆除固定后开始腕部的屈、伸主动练习，腕屈曲抗阻练习，增加前臂旋前、旋后练习，两手相对进行腕关节屈、伸练习和手掌平放于桌面向下用力做腕关节背伸抗阻练习，活动范围及力量应循序渐进。

（2）物理治疗：可进行中药外洗或理疗等。

5. 药物治疗

按照脱位早、中、晚三期辨证施治。

【病案分享】

某患者，女，45岁，外伤后右腕部疼痛、肿胀、畸形及活动受限2个月余前来就诊。检查发现手指屈曲困难，腕关节呈屈曲位，不能背伸，查体可触及腕掌侧脱出的月骨，X线片示：右月骨向掌侧脱位，行手法复位、石膏固定治疗，复位后复查X线片示：右月骨解剖位置良好，脱位已复位（图8-2-3）。整复后定期复查换药，1个月后基本愈合，拆除石膏，8周后腕关节活动度已恢复至接近正常（图8-2-4）。

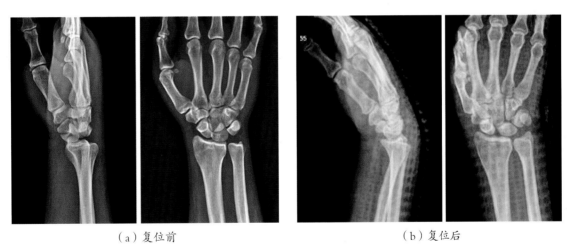

（a）复位前 　　　　　　　　　　　　（b）复位后

图8-2-3　右掌侧月骨脱位复位前后X线片

（二）背侧月骨周围脱位

【概述】

月骨解剖位置不变，其他腕骨及整个手骨脱向背侧，称为背侧月骨周围脱位，是较为常见的腕部损伤之一，常并发腕骨骨折（如腕舟骨骨折、头状骨骨折等）或桡尺骨骨折，称为经某某骨月骨周围骨折-脱位。

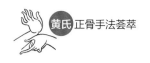
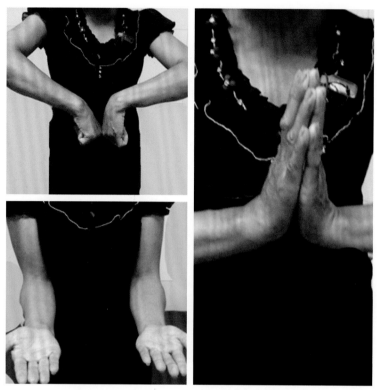

图8-2-4　右掌侧月骨脱位治疗后的恢复情况

【病因病机】

为高能量暴力使腕关节背伸尺偏引起的月骨周围腕骨分离，并向背侧脱位。

【临床表现与诊断】

有腕关节背伸外伤史。腕部广泛肿胀疼痛及压痛，腕关节背伸畸形、弹性固定，向桡侧偏移，腕部前侧突起、背侧凹陷，部分患者可出现正中神经压迫症状。X线检查正位片头状骨与月骨、桡骨与手舟骨重叠区域变大，腕中关节间隙消失，侧位片月骨位置良好，头状骨在月骨背侧，手舟骨近端向背侧旋转（图8-2-5）。

【辨证论治】

背侧月骨周围脱位的治疗与月骨脱位类似，可先予手法整复，手法复位失败、复位后不稳定或者陈旧性脱位可手术治疗。

1. **整复手法**

患肢前臂旋前位，助手固定前臂，术者以拇指扣住脱出的头状骨近端凹陷，其他四指固定腕部，先将腕关节顺势背伸牵引，同时在牵引的状态下掌曲腕关节即可复位。伴有腕骨骨折的月骨周围脱位，先予以复位，再根据腕骨骨折治疗原则相应处理。

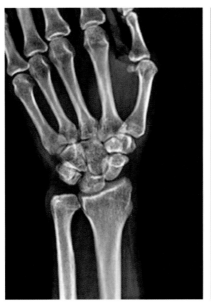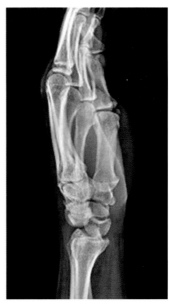

图8-2-5 左背侧月骨周围脱位X线片

2. 固定方法

用石膏托将腕关节制动于掌屈30°～45°位3～4周，合并骨折者如腕舟骨骨折需固定6～8周，确定骨折愈合后方可解除固定。

3. 康复锻炼

同月骨脱位。

4. 药物治疗

按照骨折三期辨证施治。

（三）掌侧月骨周围脱位

【概述】

较为少见，常合并腕关节周围的多组织严重损伤，易被漏诊，既往文献仅有零星报道。

【病因病机】

受伤机制尚不明确，一般认为，当腕关节掌曲位受来自于背侧的外力作用，可导致月骨周围腕骨向掌侧移位。

【临床表现与诊断】

有外伤史。腕部广泛肿胀疼痛及压痛，腕关节掌曲畸形、弹性固定。X线检查月骨周围腕骨相对于桡骨远端向掌侧移位，月骨与桡骨解剖位置正常。

【辨证论治】

可先予手法整复，由于引起掌侧月骨周围脱位的暴力明显大于背侧月骨周围脱位，

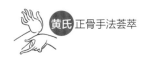

因此腕关节极其不稳定且常合并骨折及腕关节以外的多组织严重损伤，往往需手术治疗。

1. 整复手法

患肢前臂旋后位，助手固定前臂，术者以拇指置于脱出的头状骨近端，示指置于月骨背侧，其余指固定患肢掌指，先将腕关节顺势掌曲牵引以增大头状骨和月骨的间隙，同时在牵引的状态下拇指向下按压头状骨，示指向上推挤月骨，背伸腕关节即可。

2. 固定方法

用石膏托将腕关节制动于背伸位或功能位。

3. 康复锻炼

同背侧月骨周围脱位。

4. 药物治疗

按照脱位早、中、晚三期辨证施治。

（四）腕舟骨脱位

【概述】

单纯腕舟骨脱位十分罕见，一般合并其他的腕骨骨折或脱位，如经舟骨月骨脱位。

【病因病机】

患者受伤时腕关节背伸，桡偏旋转暴力导致稳定腕舟骨近端的腕桡侧副韧带和桡腕舟骨头韧带断裂，造成腕舟骨脱位（图8-2-6）。

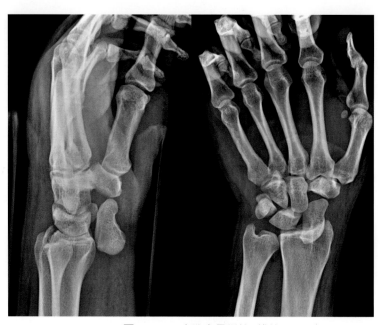

图8-2-6　右腕舟骨脱位X线片

【辨证论治】

新鲜腕舟骨完全脱位手法复位较为困难，建议手术治疗。

三、腕掌关节脱位

【概述】

腕掌关节包括由第一掌骨与大多角骨以及第二至五掌骨与小多角骨、头状骨、钩骨所构成的关节。以第一掌骨与大多角骨脱位多见，常合并第一掌骨基底部骨折。

第二至五腕掌关节除第五腕掌关节可单独发生脱位外，其他关节常是相邻关节联合脱位。

【病因病机】

直接暴力如挤压暴力，间接暴力如掌骨传导暴力及过伸过屈暴力均可引起腕掌关节脱位，脱位方向由暴力大小、方向决定。

【临床表现与诊断】

有明显外伤史，伤后手及腕部肿胀严重，疼痛、压痛，出现局部的高突或凹陷畸形，相应的腕掌关节屈伸活动受限。第五腕掌关节脱位可合并尺神经损伤，出现相应临床症状，多发腕掌关节脱位可合并腕伸肌腱断裂、正中神经损伤。X线检查正侧斜位常可显示脱位的掌骨及骨折块（图8-2-7）。

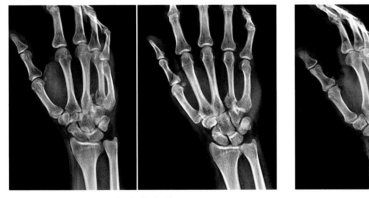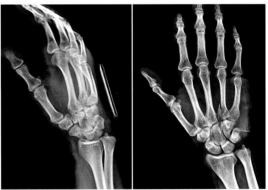

（a）复位前　　　　　　　　　　　　　（b）复位后

图8-2-7　第四、五掌骨基底部骨折并腕掌关节脱位复位前后X线片

【辨证论治】

新鲜腕掌关节脱位，早期行手法治疗、外固定腕部，多可获得满意疗效。肿胀严重、软组织嵌插影响复位或者合并伸肌腱断裂者可手术治疗。

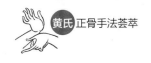

1. 复位方法

采用拔伸推挤复位法，助手固定前臂，术者一手牵拉指骨，一手拇指推挤脱出的掌骨基底部即可复位。

2. 固定方法

掌侧夹板托配合背侧小夹板固定，夹板及压垫放置要求与掌骨基底部骨折相似，固定时间为4～6周。

3. 康复治疗

参照掌骨骨折。

4. 药物治疗

按照骨折脱位早、中、晚三期辨证施治。

四、掌指关节脱位

【概述】

掌指关节是由近节指骨基底、掌骨头、掌板、侧副韧带及关节囊所组成的双轴关节，具有屈-伸、内收-外展和一定量的环绕回旋运动功能。掌指关节脱位多见于拇指和示指，且多为背侧脱位，掌侧脱位者罕见。

【病因病机】

本病由间接暴力引起，手指扭伤、戳伤、手指极度背伸时容易发生，如指骨底脱向掌骨头的背侧或侧方，则掌骨头常会被关节囊、籽骨或肌腱所嵌卡，导致复位困难。

【分型】

根据脱位的性质可分为背侧半脱位和完全性脱位。

1. 背侧半脱位

又称简单背侧脱位，掌骨头和指骨基底关节面尚有部分接触（图8-2-8）。

2. 完全性脱位

又称复杂性脱位，近节指骨基底关节面与掌骨关节面完全分离，掌板近侧缘位于掌骨头背侧（图8-2-9）。

【临床表现与诊断】

表现为患指或手局部肿胀、疼痛，指骨向背侧移位，掌骨头突向掌侧，形成关节过伸位短缩畸形，指间关节半屈曲，掌指关节呈弹性固定，活动受限。X线检查正位片可见关节间隙消失、籽骨位置异常，斜位片可见脱位情况。根据外伤史，临床表现及X线检查可明确诊断。

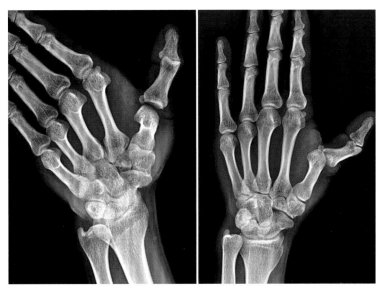

图8-2-8　右第一掌指关节背侧半脱位X线片

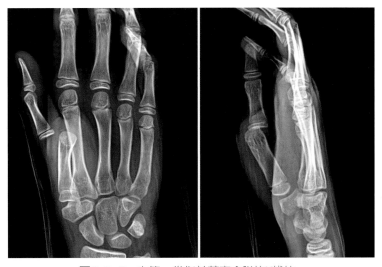

图8-2-9　左第一掌指关节完全脱位X线片

【辨证论治】

掌指关节脱位可先尝试手法复位，手法复位失败者再行手术切开复位。

1. 复位手法

（1）背侧半脱位：患者屈曲腕关节及近侧指间关节，放松指屈肌腱，术者由背侧向远侧、掌侧推挤近节指骨基底即可复位（图8-2-10）。

（2）完全性脱位：术者一手固定患指远端，一手固定患者腕部并用拇指抵于指骨

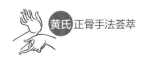
近端，双手对抗牵引下用拇指由背侧向远侧、掌侧推挤近节指骨基底，通常可使之复位（图8-2-11）。掌骨头、籽骨被嵌插影响复位者不需牵引，复位方法同背侧半脱位。

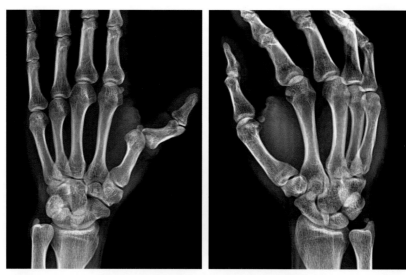

（a）复位前　　　　　　　　（b）复位后

图8-2-10　左第一掌指关节背侧半脱位复位前后X线片

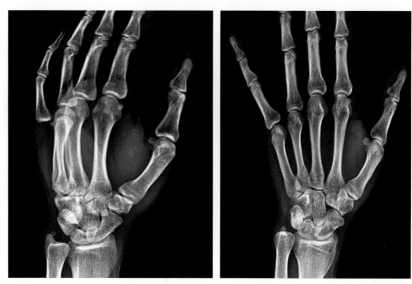

（a）复位前　　　　　　　　（b）复位后

图8-2-11　左第五掌指关节完全性脱位复位前后X线片

2. 固定方法

采用抓绷带法固定于手指屈曲位4周左右。

3. 药物治疗

按照脱位早、中、晚三期辨证施治。

4．康复治疗

（1）功能锻炼：拆除固定后进行手指关节主动屈伸活动，并逐渐增加运动幅度及用力程度。

（2）物理治疗：可进行中药外洗或理疗等。

【经验小结】

复位过程中，禁用暴力和背向牵拉手指，以免关节面分离、掌板滑到掌骨头背侧，变简单脱位为复杂性脱位。复杂性脱位很难做到闭合复位，原因是掌板随指骨一起背移、紧紧地嵌压在掌骨头背侧，会阻碍近节指骨基底回到原位。X线正位片可见掌指关节间隙消失，斜位片可见关节间隙明显加宽，籽骨位于其内。尽管如此，复杂脱位还是应先试行闭合复位，只有当闭合复位失败之后才考虑切开复位。掌指关节掌侧脱位、复杂性的背侧脱位和伴有大片骨折块的侧副韧带撕裂，建议手术修复侧副韧带和掌板，以防发生掌指关节后期不稳。

五、指间关节脱位

【概述】

指间关节由近节指骨滑车与远节指骨基底部构成，分为近侧和远侧指间关节。指间关节脱位较为常见，各手指的近侧或远侧指间关节均可发生。

【病因病机】

关节极度过伸、扭转或侧方挤压，可造成关节囊、关节侧副韧带损伤甚至断裂，或伴有撕脱性骨折，进而引起脱位。脱位的方向大多是远节指骨向背侧移位，同时有侧方偏移，掌侧脱位极为罕见。

【临床表现与诊断】

伤后关节呈梭形肿胀、疼痛、局部压痛，主动伸屈活动受限，如侧副韧带断裂，受累关节可有异常侧方偏斜，即分离试验为阳性。由于指间关节复位较为简单，患者伤后通过自我牵拉常可复位，就诊时拍X线片常未见脱位或仅看到指骨基底部的撕脱性骨折，因此容易出现漏诊、误诊。根据手部的外伤史，伤后症状、体征结合手指X线正侧位片，诊断不难（图8-2-12）。

【辨证论治】

指间关节脱位复位较为简单，绝大部分脱位可选择保守治疗。对于手法复位失败、复位后不能维持对位、陈旧性指间关节脱位、合并侧副韧带断裂者则应予手术治疗。

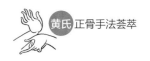
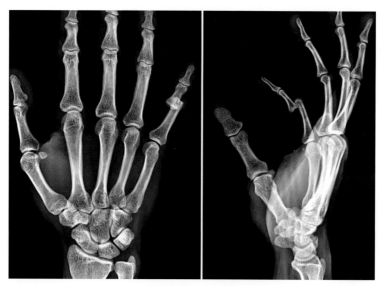

图8-2-12　右第五指间关节掌侧脱位X线片

1. 手法复位

多采用牵引推挤复位法。即患者取坐位，术者一手固定患肢掌部，另一手握患指末节，先顺畸形拔伸牵引，然后对于背侧脱位者，用拇指向前方推其指骨基底部，同时示指向背侧托顶指骨头；掌侧脱位者则相反，用拇指按压指骨头，用示指向背侧托顶指骨基底掌侧，逐渐屈曲指间关节即可复位（图8-2-13）。

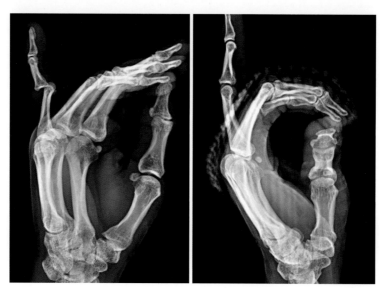

（a）复位前　　　　　　　　（b）复位后

图8-2-13　左第五指间关节背侧脱位复位前后X线片

2. 固定方法

背侧脱位采用"抓绷带固定法"，将邻近一两个手指固定于功能位，掌侧脱位固定于伸直或过伸位，固定时间2~4周。

3. 康复治疗

早期需要重视患指以外手指的功能锻炼。去除固定后，可做患指的掌指关节和指间关节的主动屈伸活动，活动范围由小到大，逐渐进行。

4. 药物治疗

按照脱位早、中、晚三期辨证施治。

【病案分享】

某患者，男，24岁，打拳时不慎撞击左手指，引起左尾指远节关节处疼痛、肿胀、畸形及活动受限，于伤后3小时前来就诊，检查发现：左尾指远节关节处肿胀、压痛、畸形（图8-2-14），左尾指远节关节屈伸功能障碍，X线片示：左尾指远节关节脱位，行手法整复石膏夹外固定，复查X线片示：左尾指远节关节脱位已复位（图8-2-15）。按术后常规处理，3周后拆除外固定，左尾指远节关节活动度已恢复正常。

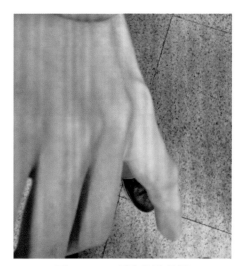

图8-2-14 受伤时的外形

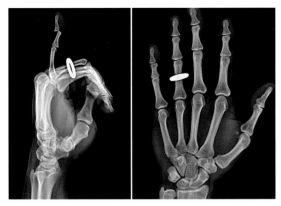

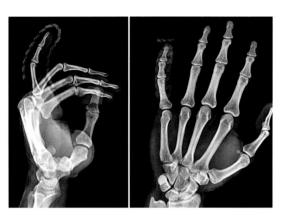

（a）复位前 　　　　　　　　（b）复位后

图8-2-15 左尾指远节指间关节脱位治疗前后X线片

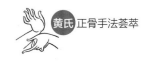

【经验小结】

指间关节脱位常合并侧副韧带、关节囊等挫伤，引起软组织广泛充血水肿进而机化增厚，导致关节梭形肿大，严重影响手的活动尤其是精细活动。手术难以将增粗的侧副韧带——切薄，而且手术创伤又可加重局部瘢痕愈合，加重症状，侧副韧带一旦切除过度又会影响关节稳定性。如何解决关节囊肿大是临床医生常遇到的问题。对于指间关节脱位或者仅有侧副韧带损伤或关节囊挫伤的患者，我们不建议按摩治疗，按摩可刺激损伤的关节囊及韧带，增加渗出，加重关节肿胀。

第三节　腕及手骨折合并脱位

一、腕骨骨折脱位

腕骨由坚强的外在韧带及内在韧带相连，相邻的腕骨间紧密排列，以限制彼此的异常活动。外力作用引起某一腕骨脱位时，常会挤压相邻的腕骨引发骨折或通过韧带的牵拉引起韧带止点的腕骨的撕脱骨折，称为经某骨某骨脱位，如经舟骨月骨脱位。

（一）经舟骨月骨脱位

【概述】

腕舟骨骨折、舟骨体部及月骨向掌侧脱出，其他腕骨位置正常，称为经舟骨月骨脱位。

【病因病机】

跌倒时手掌先着地，腕部背伸且桡倾旋转，桡骨茎突与舟骨撞击导致舟骨骨折，同时将月骨挤出，于腕关节的掌侧形成经舟骨月骨脱位。

【临床表现与诊断】

临床表现与单纯月骨脱位相似，尤以手鼻烟窝部压痛显著，且有空虚感。腕前骨突畸形面积增大而宽，且有高低不平的骨错感。X线检查正位片见月骨呈三角形，舟骨骨折，体部分离旋转；侧位见月骨与舟骨体部向掌侧脱出，与桡骨解剖关节失常（图8-3-1）。根据外伤史、症状、体征及X线片辅助检查即可明确诊断。

【辨证论治】

治疗应先整复脱位的舟骨体及月骨，再复位舟骨，然后根据复位后舟骨的稳定情况

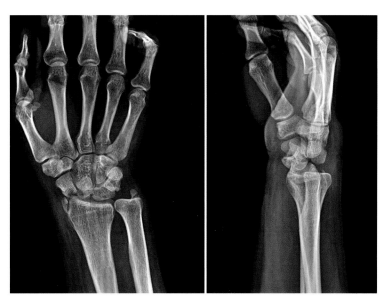

图8-3-1 右侧经舟骨月骨脱位X线片

及血供选择手术或保守治疗。

1. 复位手法

同月骨脱位整复手法，复位舟骨体及月骨后，以推挤提按手法于腕部前后左右加以推挤提按，使舟骨骨折对位。

2. 固定方法

用石膏托将腕关节制动于掌屈30°～45°位2～4周后改为腕关节中立位2～4周。

3. 康复锻炼

同月骨脱位。

4. 药物治疗

按照骨折三期辨证施治。

（二）经舟骨月骨周围脱位

【概述】

腕舟骨骨折后，舟骨体和月骨与桡骨所构成的关系正常，舟骨头连同其他腕骨向背侧或掌侧脱位。

【病因病机】

跌倒时手掌先着地，腕部背伸45°左右，且向尺侧倾斜旋转，可致腕舟骨骨折和月骨周围其他腕骨被推向背侧，形成背侧经舟骨月骨周围脱位。

【临床表现与诊断】

临床表现与背侧月骨周围脱位相似，但鼻烟窝处压痛明显，且可触及骨错感，扪及骨摩擦感。根据外伤史、症状、体征及X线辅助检查即可明确诊断。

【辨证论治】

治疗应先整复脱位的舟骨体及月骨，再复位舟骨，然后根据复位后舟骨的稳定情况及血供选择手术或保守治疗。

1. 复位手法

同月骨周围脱位整复手法，复位舟骨体及月骨后，以推挤提按手法于腕部前后左右加以推挤提按，使舟骨骨折对位（图8-3-2）。

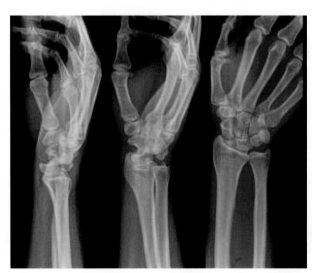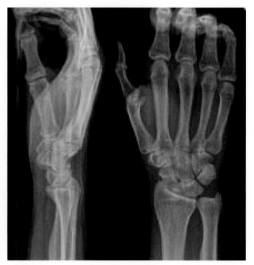

（a）复位前　　　　　　　　　　　　　（b）复位后

图8-3-2　右侧经舟骨月骨周围脱位复位前后X线片

2. 固定方法

用石膏托将腕关节制动于掌屈30°～45°位6～8周，或固定于掌屈30°～45°位3～4周，后改为腕关节中立位3～4周。

3. 康复锻炼

同背侧月骨周围脱位。

4. 药物治疗

按照骨折三期辨证施治。

【病案分享】

某患者，男，29岁，跑步时不慎跌倒，左手掌撑地，引起左腕部疼痛、肿胀、畸形及活动受限，伤后4小时前来就诊，检查发现左腕部肿胀、疼痛、畸形，腕关节部压痛明显并屈伸功能障碍，X线片示：左经舟骨月骨周围脱位。行手法整复、石膏固定，复位后复查X线片示：左经舟骨月骨周围脱位已复位（图8-3-3）。整复后常规处理，一个半月后复查：关节结构未见明显异常。8周后拆除外固定，腕关节活动度已恢复正常。

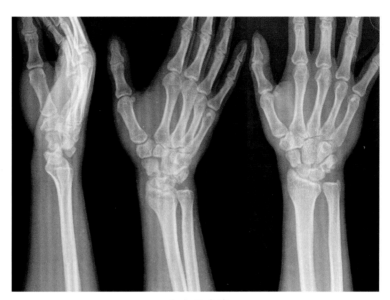

（a）治疗前

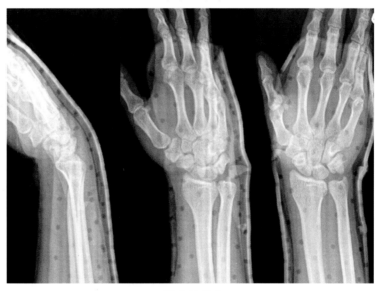

（b）治疗后

图8-3-3　经舟骨月骨周围脱位治疗前后X线片

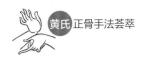

二、掌骨骨折脱位

（一）第一掌骨骨折脱位

【概述】

外侧、掌侧、背侧韧带及骨间韧带共同维持着第一掌腕关节的稳定，外力作用可引起上述韧带附着点处即第一掌骨基底部的撕脱性骨折，暴力继续作用则可合并第一掌指关节脱位。

【病因病机】

受伤机制与第一掌骨基底部骨折相似，暴力作用于拇指远端，并沿轻度屈曲的第一掌骨向近侧传导，迫使基底部撕脱性骨折或粉碎性骨折，掌骨向桡背侧脱位。

【分型】

1. Bennett骨折

第一掌骨骨折合并脱位，撕脱的骨折块常呈三角形。

2. Rolando骨折

可认为是粉碎性Bennett骨折，骨折线呈T形或Y形。

【临床表现与诊断】

临床表现与掌骨基底部骨折相似。根据外伤史、症状、体征及X线辅助检查即可明确诊断（图8-3-4）。

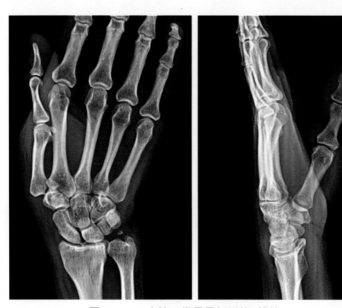

图8-3-4　右第一掌骨骨折脱位X线片

【辨证论治】

Bennett骨折的治疗与第一掌骨基底部骨折的治疗原则基本相同，复位后维持第一掌骨于外展位即可。Rolando骨折属于关节内粉碎性骨折，对关节活动要求较高的年轻患者可行手术治疗，年老患者若对关节活动要求不高可保守治疗，治疗方案同第一掌骨基底部骨折。

（二）第二至五腕掌关节骨折脱位

【概述】

与第一腕掌关节相似，第二至五腕掌关节背侧、掌侧及掌骨基底部有众多纵横交错的韧带以维持关节稳定，暴力作用可引起韧带附着点的撕裂骨折，同时合并腕掌关节脱位。

【病因病机】

多为直接暴力如挤压暴力引起，脱位方向由暴力的大小、方向而定。

【临床表现与诊断】

症状、体征与第二至五腕掌关节脱位相似，但疼痛肿胀更为严重。根据外伤史、症状、体征及X线辅助检查即可明确诊断（图8-3-5）。

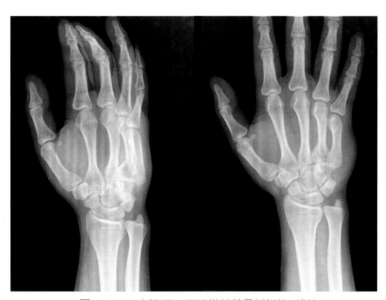

图8-3-5　右第四、五腕掌关节骨折脱位X线片

【辨证论治】

先整复脱位，整复手法同第二至五腕掌关节脱位整复手法。一般脱位整复后，撕脱的骨折块大多能自行回纳（图8-3-6）。

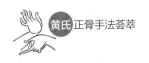
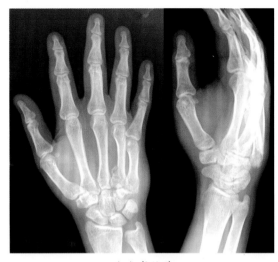
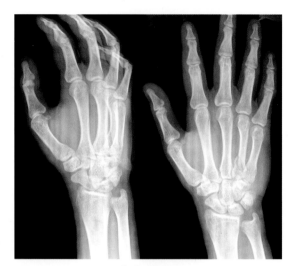

（a）复位前　　　　　　　　　　　　　　　（b）复位后

图8-3-6　右第四、五掌骨基底部骨折并掌腕关节脱位复位前后X线片

三．指间关节骨折脱位

【概述】

指间关节骨折脱位多见于近节指间关节，以背侧骨折脱位多见。

【病因病机】

当近节指间关节受到强大的过伸应力和纵向压力作用时，可以引起掌骨板的撕脱，常合并掌板在中节指骨掌侧附着处的撕脱骨折，远节指骨向背侧脱位。相反，强大的过屈应力和纵向压力作用时也可引起近节指间关节掌侧脱位，合并伸肌腱中央束背侧止点处的撕脱骨折。

【临床表现与诊断】

伤后关节疼痛、局部压痛、畸形，自动伸屈活动受限，指骨向近端掌侧或背侧移位。根据外伤史、临床表现及X线检查可明确诊断（图8-3-7）。

【辨证论治】

骨折块累及关节面小于30%者可保守治疗，先整复指间关节脱位，脱位整复后骨折块多可获得良好复位（图8-3-8），背侧骨折脱位可用"抓绷带石膏法"固定，掌侧骨折脱位可伸直或过伸位固定。骨折块累及关节面大于30%关节面关节极度不稳定者可行手术内固定治疗。

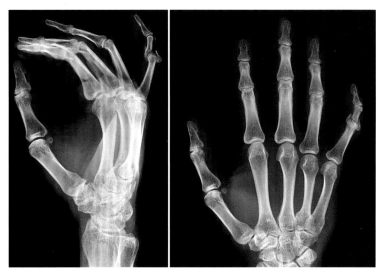

图8-3-7　右尾指指间关节骨折脱位X线片

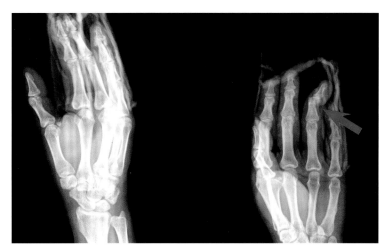

（a）复位前

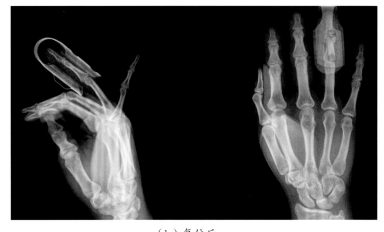

（b）复位后

图8-3-8　右第四指指间关节骨折脱位复位前后X线片

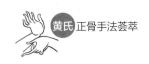

第四节　腕及手损伤后遗症及并发症

一、腕关节创伤性关节炎

【概述】

创伤性关节炎在中医属于骨痹的范畴，又称外伤性关节炎、损伤性骨关节炎，它是由创伤引起的以关节软骨的退化变性和继发的软骨增生、骨化为主要病理变化，以关节疼痛、活动功能障碍为主要临床表现的一种疾病。

【病因病机】

暴力外伤等造成腕关节内骨折、软骨损坏、关节内异物存留等，使关节面不平整，不平整的关节面容易遭受异常的磨损和破坏，从而导致本病的发生。

【临床表现与诊断】

有慢性积累性关节损伤史或明显外伤史。早期关节疼痛和僵硬，疼痛与关节活动有明显关系，开始活动时较明显，活动后减轻，活动多时又加重，休息后症状缓解。晚期关节反复肿胀，疼痛持续并逐渐加重，可出现活动受限、关节积液、畸形和关节内游离体，关节活动时出现粗糙摩擦音。X线检查可见关节间隙变窄，软骨下关节面硬化，关节边缘有程度不等的骨刺形成。晚期可出现关节面不整，骨端变形，关节内有游离体。根据病史、症状、体征及X线辅助检查即可明确诊断（图8-4-1）。

【辨证论治】

创伤性关节炎治疗应防治结合，在骨折的治疗中，凡是关节的骨折或脱位都应尽量达到解剖复位，以防止或降低创伤性关节炎的发病率，对于已形成的创伤性关节炎，年老患者若对关节功能要求不高可考虑保守治疗，以中药外洗配合理疗以缓解症状，或用腕关节镜行关节融合术治疗，年轻患者则可考虑手术切除骨刺或者游离体。

二、月骨无菌性坏死

【概述】

月骨无菌性坏死是常见的引起腕关节疼痛的病症之一，多发于青壮年男性体力劳动者，该病病因尚未完全明确，早期常无明显症状，易被漏诊，晚期多造成手的握力低

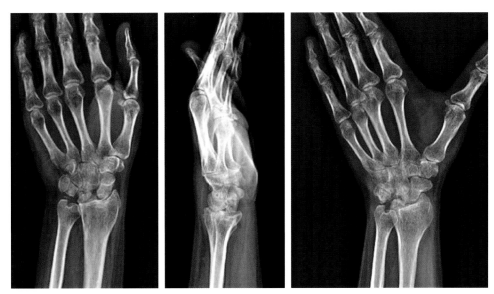

图8-4-1 左腕创伤性关节炎X线片，腕骨边界不清

下、腕关节剧痛和功能完全丧失，致残率较高。

【病因病机】

病因尚未完全明确，可能由创伤等多因素综合作用，导致月骨缺血，内压力增高，进一步使循环受阻，产生缺血性坏死。

【临床分期】

临床上将本病分为四期：

（1）Ⅰ期仅表现为腕疼痛，尤以腕背伸时明显，X线片无变化；

（2）Ⅱ期腕疼痛进一步加重，手的握力较健侧减低，X线片表现为月骨密度增高，骨小梁有不规则变化，但月骨形态正常；

（3）Ⅲ期表现为腕肿痛，疼痛可向前臂放射，腕背伸明显受限，X线片表现为月骨受压变扁，骨密度明显不均匀，但无骨碎块；

（4）Ⅳ期在Ⅱ、Ⅲ期病变的基础上合并有月骨碎块，偶伴有腕管综合征出现。

【临床表现与诊断】

缓慢起病，以腕关节疼痛为主要症状并呈进行性加重，腕背伸时疼痛明显，并可向前臂放射。手的握力较健侧弱，月骨区有压痛，叩击第三掌骨头时可引起月骨区疼痛，腕关节各方向活动均可受限，以背伸最明显。X线片早期无异常，数月后可见月骨密度增加，表面不光滑，形态不规则，骨中心有囊状吸收，周围腕骨有骨质疏松。放射性核素骨显像可早期发现月骨处有异常放射性浓聚。MRI能明确显示缺血性改变，对早期诊

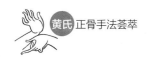

断具有重要意义。根据症状、体征及X线、MRI等检查可明确诊断。

【辨证论治】

治疗以防止月骨坏死进一步发展为目的，Ⅰ期可先行保守治疗，予以石膏固定，将腕关节固定在背伸20°～30°位，固定时间通常需1年左右，配合理疗，中药熏洗、内服，高压氧等多种方法缓解疼痛。Ⅱ期以上需手术治疗以改善月骨血供，促进骨修复。

三、腕舟骨创伤性坏死

【概述】

腕舟骨创伤性坏死是腕舟骨骨折尤其腰部及近端骨折常见的后遗症，多见于青壮年，常引起创伤性关节炎，严重影响患者生活、工作质量。

【病因病机】

骨折后漏诊、误诊导致治疗延误，骨折损伤滋养血管引起的骨折块缺血、固定不牢靠等因素均可引起腕舟骨坏死。

【临床表现与诊断】

有骨折外伤史。以腕关节疼痛为主要症状，查体可见鼻烟窝部位的肿、压痛明显，腕关节被动背伸、桡偏或叩击第二、三掌骨头和被动伸拇、示指时腕部出现疼痛加重。尺偏位X线片可见手舟骨骨密度增加，骨中心有囊状吸收，体积缩小，腕关节有关节炎表现。MRI能明确显示缺血性改变。根据外伤史、症状、体征及X线、MRI等检查可明确诊断（图8-4-2）。

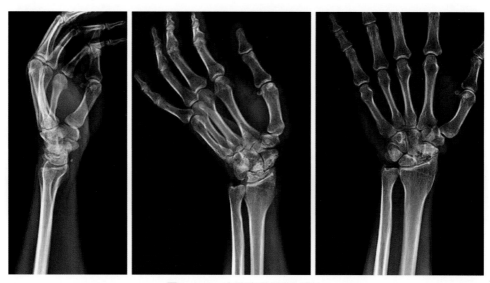

图8-4-2　左腕舟骨坏死X线片

【辨证论治】

综合骨折情况、临床症状、患者年龄及患者自身功能要求选择相应治疗方案。年轻患者多建议手术治疗，以促进骨折愈合。症状不严重者或年老患者、对功能要求较低者可采取保守治疗，注意减少腕部活动及用力。

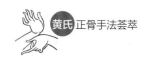

附录：骨折三期辨证施治

骨折早期：筋骨脉络受损，血离筋脉，淤积不散，经络受阻，气血运行不畅，气滞血瘀，故出现肿痛，治宜活血化瘀，消肿止痛。可外敷广州市正骨医院自制的续骨油纱，内服骨二方、桃红四物汤等加减治疗。若出现腹胀、便秘、舌红苔黄、脉数等里热实证者可内服大承气汤加减。若肿胀明显者，可内服五苓散加减。

骨二方：红花3g　枳壳10g　桔梗10g　五灵脂12g　防风10g　栀子10g　桃仁10g　连
　　　　翘10g　赤芍10g　醋香附10g　三七6g

桃红四物汤加减：桃仁10g　红花6g　川芎15g　赤芍10g　泽兰10g　白茅根15g　大
　　　　　　　　黄10g（后下）　五灵脂10g

大承气汤：大黄（后下）12g　芒硝9g　厚朴24g　枳实12g

五苓散：猪苓9g　泽泻15g　白术9g　茯苓9g　桂枝6g

骨折中期：骨折已复位，筋络已理顺，肿胀逐渐消退，疼痛减轻，故治宜接骨续筋为主。可外用广州市正骨医院自制的续骨油纱，内服骨五方、驳骨方加减。

骨五方：白术10g　白芍15g　熟地黄15g　炙甘草6g　川芎10g　茯苓15g　牛膝12g
　　　　续断12g　骨碎补12g　当归15g　党参15g

驳骨方：土鳖虫12g　续断10g　鸡血藤15g　自然铜15g　骨碎补12g　白芍10g　党
　　　　参10g　黄芪10g　茯苓20g　白术10g

骨折后期：此期一般已有骨痂生长，但因骨折之时气血耗损过甚而致气血亏虚，故治宜补气血，养肝肾，壮筋骨，以促进骨折愈合。可内服八珍汤、补肾方加减；拆除固定后可外洗中药以舒筋活络，如骨七方、骨十方。

八珍汤：当归12g　川芎12g　熟地黄15g　白芍15g　人参15g　炙甘草12g　茯苓15g

白术15g

补肾方：续断15g　牛膝15g　狗脊15g　威灵仙15g　金樱子肉15g　桑寄生30g　熟地黄15g　盐杜仲15g　千斤拔30g　木瓜15g　山茱萸10g　枸杞子12g

骨七方：三棱20g　莪术20g　羌活10g　独活10g　荆芥10g　艾叶18g　桂枝18g　毛麝香15g

骨十方：大黄18g　黄柏18g　荆芥10g　刘寄奴10g　络石藤15g　忍冬藤15g　桑枝15g　细辛9g　泽兰10g　玄明粉6g　金耳环10g　毛麝香15g

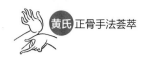
后　记

　　骨折是人类永恒的医学课题，中医手法治疗骨折的历史源远流长，是我国中医药史上的宝贵遗产。骨折早期予以手法整复，配合合适的外固定、功能康复，往往能获得良好的临床疗效。广州市正骨医院的黄氏正骨手法与中医传统正骨手法一脉相承，并具有浓厚的岭南特色。

　　作者在骨科疾病治疗过程中，接触了大量的骨折病例，既有成功，也有困惑和教训。在长期临床实践中，得到广东省名中医黄崇博老师等诸多前辈的指导，博采众长，予以总结，撰写成书，供同道们借鉴，以起抛砖引玉作用。

　　本书写的是上肢骨折的治疗，主要是考虑上肢骨折能体现中医正骨手法的优越性，无创、操作简便、疗效确切，可免除患者的手术痛苦。书中每一个病例，皆是广州市正骨医院近十余年的真实病例，配合了整复前后的X线片及部分力线图，并详细介绍了广州市正骨医院的黄氏正骨手法、夹板制作、包扎方法。尤其是肱骨髁上骨折（伸直型），整复后三块夹板屈肘90°三维固定（传统教科书上用四块夹板固定）获得了满意的临床疗效，是对传统中医正骨技术的改进。对于儿童孟氏骨折的治疗，创新性地提出整复后采用屈肘70°四块夹板固定技术，充分考虑生物力学原则，能够让患者早期进行功能锻炼，效果确切，可使患者免除手术之苦。本书对大部分病例的康复效果也做了详细的图片描述，真实反映了黄氏正骨手法整复骨折的效果，具有很强的可信性和说服力，也增加了中医正骨手法临床工作者的信心。

　　本书撰写过程中得到了百岁国医大师邓铁涛的大力支持，邓老还专门为本书题字；佛山市中医院原院长陈谓良教授对本书进行了审阅并为本书作序。在此再次表示深切的感谢！

　　在本书出版之际，感谢广州市正骨医院中医正骨专科全体同仁的支持，感谢冯伟强、丁镜波等参与本书的图片拍摄，正是他们的精心工作使本书增色不少。

　　作者囿于见闻，临床经验和编写水平有限，遗漏必多，恳请同道指正。希望本书的出版能对从事中医正骨的同道有一点帮助，同时能使具有岭南特色的黄氏正骨手法得到继承和发扬。

霍力为

2017年3月

参 考 文 献

[1] 黄崇侠，黄崇博，付涛. 黄氏理伤手法荟萃[M]. 广州：广东科技出版社，2015.

[2] 叶伟胜，张建国. 桡骨远端骨折与损伤[M]. 北京：人民军医出版社，2012.

[3] 何应华，李主江. 何竹林正骨医粹[M]. 广州：广东科技出版社，2003.

[4] 唐志宁，尚天裕. 儿童肘部骨折脱位[M]. 广州：广东科技出版社，1995.

[5] 严世贵，潘志军. 临床小儿骨科学[M]. 北京：中国中医药科技出版社，2010.

[6] 唐志宁. 关节脱位及邻近骨折手法复位图解[M]. 广州：广东科技出版社，1999.

[7] 潘少川. 小儿骨科规避后患要略[M]. 北京：人民卫生出版社，2008.

[8] 冯华，姜春岩. 实用骨科运动损伤临床诊断[M]. 北京：人民军医出版社，2010.

[9] BEATY J H, KASSER J R, FLYNN J M, et al. 洛克伍德-威尔金斯儿童骨折：第7版[M].
黄耀添，颉强，赵黎，等译. 北京：人民军医出版社，2014.

[10] BUCHOLZ R W, COURT-BROWN C M, HECKMAN J D, et al. 洛克伍德-格林成人骨折：第
7版[M]. 裴国献，主译. 北京：人民军医出版社，2015.

[11] 胥少汀，葛宝丰，徐印坎. 实用骨科学：第2版[M]. 北京：人民军医出版社，1999.

[12] 张安桢，武春发. 中医骨伤科学[M]. 北京：人民卫生出版社，1988.

[13] 梅全喜，郝近大，冉懋雄，等.《抱朴子内篇》《肘后备急方》今译[M]. 北京：中
国中医药科技出版社，1999.